80세의
벽

일러두기

1. 외래어 표기는 국립국어원의 외래어표기법을 따랐으나, 일반적으로 굳어진 표기는 존중했다.
2. 원서의 엔화는 원화로 바꾸어 표기했다(환율 100엔 = 1000원).

Original Japanese title: 80 SAI NO KABE(JISSENHEN) KOREISHA DE IKINUKU 80 NO KUFU

© 2023 Hideki Wada

Original Japanese edition published by Gentosha Inc.

Korean translation rights arranged with Gentosha Inc.

through The English Agency(Japan) Ltd. and Danny Hong Agency

80세의 벽

벽

건강하고 행복한
노후를 만드는 80가지 방법

실천편

와다 히데키 지음 | 김동연 옮김

한스미디어

The wall
of
80 age

노후에 대한 편견을 버리고
80세의 벽을 넘어서는 법

"왜 사람은 '80세'를 경계로 급격히 쇠약해질까?"

이 질문은 내가 오랫동안 품어온 소박한 의문이자 노년 정신과 의사로서 고찰해야 할 주제이기도 했다.

물론 의학적·생물학적으로 여러 가지 이유를 들 수 있다. 하지만 최근에 나는 80세라는 '똑 떨어지는 숫자'에 그 가장 큰 이유가 있지 않을까 하는 생각에 이르게 되었다.

'80세'라는 일단락 짓기 좋은 나이에 무언가를 '그만두는' 사람들이 늘기 때문이다. 예를 들어 '80세가 되었으니 운전을 그만둔다', '팔순을 계기로 배우기를 그만둔다'처럼 80세를 분기점으로 인생에 커다란 '쉼표'를 찍는 사람들이 많이 있다.

그리고 무언가를 그만두면 그만큼 밖에 나갈 기회가 줄어들고, 머리와 몸을 덜 쓰게 되어 심신의 쇠약이 빨라진다. 즉, 무언가를 '그만두는' 행위가 건강수명을 단축하는 원인이 되는 것이다.

건강수명을 연장하는 핵심 방법에는 두 가지가 있다. 하나는 '그만두지 않기'이다. 물론 나이가 들면 할 수 있는 일이 점점 줄어들게 마련이다. 하지만 '남은 능력'을 활용하여 방법을 찾고, 어떻게든 '지속'하려고 노력하면 건강수명을 연장할 수 있다.

또 하나의 방법은 '참지 않기'이다. 예를 들어 당신은 다음과 같은 '참기'를 하고 있지는 않은가?

- 내심 먹고 싶지만 '건강에 나쁘니까'라며 참는다.
- 해보고 싶은 일이 있지만 '이 나이에'라며 참는다.

나는 이러한 '먹고 싶은 음식 참기'와 '하고 싶은 일 참기'가 우리의 건강한 장수를 가로막는 내부의 적이라고 생각한다.

오늘날 많은 사람이 건강을 위해서는 '참기'를 마다하지 않는다. 하지만 나는 '건강을 위해 참는다'는 발상이야말로 '건강에 해롭다'고 생각한다.

실제로 '참기'는 건강수명을 단축한다. 불필요한 인내는 NK세포(Natural Killer Cell, 자연살해세포)의 활성도를 둔화시키고 면역력을 떨어뜨려 암과 같은 심각한 질환을 초래할 위험이 커지기 때문이다.

사람의 몸은 불확실성으로 가득해서 '참기가 효과적인' 경우도 물론 있다. 그렇지만 '참기'와 '자신의 마음을 중시하기' 중에 최종적으로 어느 쪽이 건강수명 연장에 도움이 될지는 의사를 포함하여 그 누구도 알지 못한다.

그래서 '먹고 싶은 음식을 먹고, 하고 싶은 일을 하며 긍정적이고 유쾌하게 살아가기'를 전작 《80세의 벽》에서부터 제안했던 것이다. 고령자도 인생을 행복하게 누릴 수 있다. 이 생각에는 지금도 변함이 없다.

이 책에서는 이러한 신념을 바탕으로 건강한 장수를 실현하는 '80가지 힌트'에 대해 알아보고자 한다. 음식, 수면, 입욕, 집안일, 운동 등에 관한 실천적인 요령을 가득 담았다.

힌트의 개수는 '80개'이지만, 각각의 힌트 속에 다수의 요령을 담았기에 총 힌트의 개수는 수백 개에 달한다. 물론 이 모두를 실천할 필요는 없다. 사람은 80세 전후가 되면 개인차가 커진다. 내 제안도 모든 고령자에게 해당하지는 않는다. '이건 나에게 맞을 것 같다'라고 생각되는 힌트가 있다면 한두 개라도 좋으니 참고하면 된다. 그것만으로도 당신의 건강수명을 연장하는 데 충분히 도움이 될 것이다.

'나이 듦을 받아들이면서도 불필요한 인내는 하지 않는다. 그리고 할 수 있는 일을 현명하게 지속한다.' 이것이 건강한 노후를 보내는 최고의 방법이다. 바꿔 말하면 '그만두기'와 '참기'는 인생을 짧고 좁게 만드는 '마이너스 주문'이다.

이 책에는 이 마이너스 주문에 대항하는 지혜와 지식이 빼곡하다. 앞으로의 인생을 웃으면서 보낼 수 있도록 이 책이 조금이나마 독자 여러분에게 도움이 된다면 저자로서 더없이 기쁠 것이다.

– 지은이 와다 히데키

Contents

1장
맛있게, 충분히 먹는다

3장
뇌와 마음의 자유를 허락한다

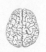

4장

안 되는 일은 훌훌 털어버리고, 잘 되는 일은 지속한다

5장
논다, 외출한다, 웃는다

1장

맛있게,
충분히 먹는다

The wall
of
80 age

엘리자베스 여왕이
아름답게 장수했던 비결은 단백질?

　지난해 타계한 영국의 엘리자베스 여왕은 몇몇 '건강 신조'를 하루도 빠짐없이 실천했다고 전해진다. 외신 보도에 따르면, 여왕은 무엇보다 '규칙적인 생활'을 중시했는데 밤 11시에는 잠자리에 들고 아침 7시 반에 기상하여 8시 반경에는 식사를 했다고 한다.

　운동은 '말 애호가'답게 승마를 매일 한두 시간씩 즐겼고, 또 하루 30분 정도의 스트레칭도 잊지 않았다.

　그리고 음식은 '필요한 양의 단백질을 섭취했다'고 한

다. '단백질과 채소, 과일을 넉넉히 섭취'하려고 신경을 썼고, 회식이 없는 날의 점심에는 치킨이나 생선구이를 먹을 때가 많았다.

여왕의 건강 신조 가운데 가장 눈길을 끈 부분이 바로 의식적인 단백질 섭취이다. 여왕이 만년에도 아름다운 자태와 예리한 판단력을 유지하고, 96세까지 건강하게 장수한 비결도 충분한 '단백질' 섭취가 주된 이유였을 것이다.

전작 《80세의 벽》에서 '고령자일수록 고기를 먹어야 한다'고 주장한 첫 번째 이유도 바로 '단백질의 충분한 섭취'를 위해서이다(아울러 일반적으로 '고령자'라고 하면 65세 이상을 일컫지만, 이 책에서는 75세 이상을 가리킨다).

다시 '육식' 이야기로 돌아가 보자. 같은 고기라고 해도 종류나 부위에 따라서 단백질 함유량이 제각각이다. 그렇지만 고기에는 총중량의 대략 15~23% 정도의 단백질이 포함되어 있는데, 이는 쌀밥(약 3%)이나 채소(1~3%)에 비해 현격히 높은 수준이다.

따라서 나는 고령자에게 결핍되기 쉬운 '단백질의 충분한 섭취'를 위해 육식의 중요성을 강조했다.

감사하게도 전작을 찾아주는 분들이 많았고, 그와 더불어 '육식'에 관해 다양한 질문을 받게 되었다.

"육식에도 소, 돼지, 닭처럼 여러 종류가 있는데 어떤 고기를 먹으면 될까요?"

"치아가 나빠서 고기를 먹기 힘든데 어떻게 하면 좋을까요?"

"한마디로 어떤 종류의 고기를 얼마만큼 먹으면 될까요?"

이러한 종류의 질문이었다.

그래서 이 책은 건강한 장수로 이어지는 '고기 섭취법'에 대해 한층 더 자세히 알아보는 것으로 시작하려 한다. 먼저 '고기 섭취'가 인체에 얼마나 중요한지부터 살펴보도록 하자.

앞에서 설명했듯이 식재료로서 고기가 지니는 최대의 장점은 풍부한 단백질 함유량이다. 단백질은 영어로 '프로테인(protein)'이라고 하는데, 이는 '제1요소'라는 뜻으로 그리스어에서 유래했다. 이름 그대로 단백질은 인체에 '제1'로 필요한 영양소이다.

단백질은 내장, 근육, 피부 등 인체를 형성하는 주성분이다. 따라서 단백질이 부족하면 내장 기능이 떨어질 뿐만 아니라 근육이 감소하고 피부 결이 나빠진다.

또한 단백질은 면역항체, 호르몬, 효소처럼 인체를 관장하는 주요 물질의 재료이다. 그래서 단백질이 결핍되어 면역항체 등을 만드는 재료가 부족해지면 면역 기능이 저하된다. 널리 알려진 바와 같이 고령자는 폐렴(사망 요인 5위)이 악화하여 사망에 이르는 경우가 많은데, 젊은 사람보다 폐렴이 쉽게 중증화하는 이유 중 하나도 단백질 부족에 따른 면역력 저하 때문이다.

반면, 단백질을 충분히 섭취하는 사람은 엘리자베스 여왕처럼 건강히 장수할 수 있다. 100세 이상 100명이 작성한 '3일간의 식사(합계 9식) 기록'이라는 조사에 따르면, '백수자(100세를 넘긴 사람)'는 총 900식(100명×9식) 중 809식(89.9%)에서 충분한 단백질을 섭취했다.

하루에 고기를
50그램 더 먹는다

물론 고기 이외의 식재료나 생선, 유제품 등에도 단백질은 포함되어 있다. 채소는 대체로 소량의 단백질을 함유하고 있지만, 그중에는 '풋콩'처럼 100그램당 11.7그램이나 단백질을 함유하는 것도 있다. 풋콩은 '밭의 고기'라고 불리는 대두의 미성숙한 열매이므로 이처럼 다량의 단백질을 지니고 있는 것이다.

영양학에서는 하루에 필요한 단백질량을 대략 남성 60그램, 여성 50그램이라고 보는데 이 수치는 고기 이외의 식재료를 함께 섭취해서 충족하면 된다.

그렇지만 여러 식재료 중에서도 특히 '육식'을 추천하는 이유는 육류가 다른 식품보다 '콜레스테롤'을 더 많이 함유하고 있기 때문이다.

이렇게 말하면 사람들은 뜻밖이라고 여길지도 모른다. 일본에서는 오랫동안 콜레스테롤을 눈엣가시처럼 여겨왔다. 콜레스테롤이 모든 악의 근원이라도 되는 듯한 부정적인 캠페인으로 인해 일본인의 머릿속에는 '콜레스테롤 줄이기 = 건강'이라는 잘못된 상식이 박혀버렸기 때문이다.

확실히 중년기까지는 콜레스테롤 수치가 지나치게 높으면 동맥 경화를 일으킬 위험이 커진다. 하지만 고령이 되면 오히려 '콜레스테롤 수치가 높을수록 건강하다'라는 사실은 조금이라도 공부하는 의사들에게는 상식이나 다름없다.

예를 들어 도쿄의 고가네이시에서 실시한 '70세 이후의 생존율'을 추적 조사한 연구를 살펴보면, 콜레스테롤 수치가 '다소 높은 그룹'(남성 190~219mg/dl, 여성 220~249mg/dl)

이 가장 높은 생존율을 기록했다.

원래 콜레스테롤은 인체에 필수적인 물질이다. 그 필요성이나 유용성에 관해 열거하기 시작하면 그 자체로 책 한 권을 쓸 수 있을 정도이지만, 여기서는 그 중요한 역할에 대해 세 가지로 간추려서 짚어보려 한다.

먼저 콜레스테롤은 '세포막'을 만드는 주요 성분이다. 따라서 콜레스테롤이 부족하면 세포의 재생이 원활하지 못해 내장이나 근육, 피부 등 신체 각 부분에서 노화가 시작된다.

또 콜레스테롤은 '성호르몬'의 원료이기도 하다. 만약 남성에게 콜레스테롤이 부족하면 주요 남성호르몬인 테스토스테론의 양이 줄어들면서 육체적으로는 근육이 감소하고, 정신적으로는 의욕이나 기력이 떨어진다. 물론 성 기능도 쇠퇴한다. 일본인이 중년 이후에 섹스리스 경향을 보이는 이유도 '콜레스테롤은 줄이는 편이 좋다'는 잘못된 캠페인의 영향 때문일 가능성이 있다.

더욱이 콜레스테롤은 뇌 내에서 주요 신경전달물질인 세로토닌을 운반하는 역할을 담당한다. 따라서 콜레스테롤 수치가 떨어지면 심리가 불안정해지고 우울증에도 잘 걸린다.

이러한 문제를 예방하기 위해 단백질과 콜레스테롤을 동시에 간단히 섭취할 수 있는 '육식'을 추천하는 것이다.

99세까지 현역 작가였던 세토우치 자쿠초나 105세까지 현역 의사였던 히노하라 시게아키는 만년에도 스테이크를 즐겨 먹었다고 한다. 하지만 이런 식사법은 좀처럼 따라 하기 힘들지도 모른다. 그래서 나는 하루에 고기를 지금보다 '50그램 더' 섭취하라고 권한다.

예를 들어 나는 유명 우동 체인점에 가면 솥우동이나 판우동이 아니라 '고기우동'을 주문한다. 체인점의 홈페이지에 따르면, 한 그릇에 25~27그램 정도의 단백질이 들어 있다.

또한 라면 가게에서는 탕면(고기와 채소를 볶은 다음 국물을 넣고 끓여내는 면 요리-옮긴이)보다 차슈면(얇게 썬 삶은 돼지고기를 곁들인 라면-옮긴이)을 선택할 때가 많고, 슈퍼에서 샐러드를 살 때도 채소로만 이루어진 샐러드가 아니라 치킨이 들어간 샐러드를 구매한다.

이런 식으로 조금만 신경을 쓰면 고기를 '50그램 더' 먹는 목표는 쉽게 달성할 수 있다.

쇠고기, 돼지고기, 닭고기를
골고루 섭취해야 이상적

얼마 전 오랜만에 아침 방송에 출연하여 "고령자는 고기를 더 섭취해야 한다"라고 했더니 방송국에 문의 전화가 쇄도했다. 그중 상당수가 "쇠고기, 돼지고기, 닭고기 중 어느 고기를 먹어야 하느냐?"라는 질문이었다.

나는 이 질문에 대해 방송에서 "한 종류에 치우치지 말고 쇠고기, 돼지고기, 닭고기를 골고루 드세요"라고 대답했다. 이것이야말로 건강수명을 연장하는 최고의 방법이기 때문이다.

단백질 함유량만 보면 '영계의 가슴살'이 제일 높다. 100그램당 가장 많은 양의 단백질을 함유하고 있다. 그래서 보디빌딩 선수는 근육량을 늘리기 위해 영계의 가슴살만 섭취한다. 체중을 감량하는 복싱 선수도 그 밖의 고기는 입에 대지 않는다.

확실히 효율적으로 근육을 키우고 체질량 지수를 낮추는(감량한다) 효과적인 영양 섭취법이다. 그러나 이러한 특수한 섭취법이 고령자를 건강한 장수로 유도하느냐 하면 이는 완전히 다른 문제이다.

현실적으로 우승이나 상금을 목표로 하는 운동선수가 아니라면 끼니마다 영계의 가슴살 요리를 먹는 '극단적인 편식'은 오래 견디지 못한다. 고령자가 이런 방식의 식생활을 시도하면 정신 건강에 악영향을 끼쳐서 전반적인 건강을 해치게 된다.

애초에 '어떤 종류의 고기가 건강수명 연장에 도움이 될까?'라는 주제로 연구 조사한 데이터는 존재하지 않는다. 근거가 충분치 않은 현 단계에서는 '되도록 다양한 종류의 식재료를 선택해야 건강에 이롭다'라는 영양학의 기

본 원칙으로 돌아가서 '여러 종류의 고기를 골고루 섭취'
하는 방법이 현명하다.

한마디로 그날그날 먹고 싶은 고기를 먹으면 된다. 그러
면 질리지 않고 자연히 고기의 섭취량을 늘릴 수 있다. 또
한 식사가 즐거워지면서 면역력이 상승하고, 전반적인 건
강 효과가 증대된다.

그리고 다양한 종류의 고기를 섭취하면 '지연성 알레르
기' 예방에도 도움이 된다. 고기만이 아니라 매일 같은 음
식을 반복적으로 먹으면 위험하다. 지연성 알레르기를 초
래할 우려가 있기 때문이다.

나는 음식으로 인해 두 가지 강력한 지연성 알레르기
를 경험했다. '해초'와 '메밀' 알레르기이다. 예전에 나는
'건강에 좋다'는 생각에서 아침에는 해초 샐러드를 먹고,
점심에는 직장 근처에서 메밀을 먹는 식생활을 지속했다.
그런데 얼마 후 검사를 통해 이 두 음식에 대해 알레르기
가 생긴 사실을 알게 되었다. 참고로 해초를 먹지 않았더
니 알레르기가 사라졌다.

지연성 알레르기가 있으면 장 세포에 염증이 잘 생기는

데, 이러한 변화는 전신에 악영향을 끼친다. 장에서 배출되지 못한 독소가 혈액을 타고 전신으로 운반되기 때문이다. 그리고 해당 식품을 먹으면 '몸이 나른하다', '컨디션이 나쁘다', '배가 당긴다' 같은 증상이 나타난다.

일반적으로 해초나 메밀은 '건강에 이롭다'고 여겨지는 식재료이지만, 오로지 이것만 먹는 '원푸드 식사'는 오히려 건강을 해칠 수 있다.

고기를 씹기 힘든 사람은
단백질로 보충한다

이런 이유에서 고령자에게 육식을 권하면, "나는 이가 좋지 않아서 고기를 씹지 못한다"라며 곤란해하는 사람이 있다.

이런 이유로 육식을 포기한다면 너무 성급한 결정이다. 치아가 나빠도 조리법을 바꾸면 고기를 먹을 수 있기 때문이다.

먼저 스테이크나 고기를 구워서 먹을 때는 어떻게 해야 할까? 이 경우에는 조리 단계에서 한입 크기로 자르면 된다. 씹고 삼키기 쉬운 크기로 자르면 남은 치아가 얼마 되지 않아도 고기를 먹을 수 있다. 그래도 먹기 힘든 사람은 더 작게 자르면 된다.

돈가스처럼 두께가 있는 고기는 고기 망치로 두드려서 얇게 펴면 먹기 수월해진다. 닭고기는 난반조림(튀기거나 볶아서 양념간장에 조린 음식-옮긴이)처럼 부드럽게 요리하면 치아가 나빠도 먹을 수 있다.

또 어떤 종류의 고기든 '다짐육'을 이용하여 햄버그스테이크나 고기 경단을 만들면 치아가 거의 없는 사람도 먹을 수 있다. 여기에 전분을 풀어서 걸쭉하게 만들면 삼키기가 한결 편해진다. 실제로 요양시설에서는 다짐육에 전분을 풀어서 부드럽게 만든 요리가 다양하게 제공된다.

한편 애초에 '고기가 싫다'는 사람도 있다. 그런 사람은 '참으면서'까지 고기를 먹을 필요는 없다. '콜레스테롤을 섭취한다'는 측면에서는 충분하지 않지만 단백질은 생선, 달걀, 우유, 대두 식품 등을 통해서도 섭취할 수 있기 때문이다.

혹시나 해서 덧붙이자면, '고기를 먹어야 좋다'는 말은

'고기만 먹으라'는 뜻은 아니다. 대부분의 고령자들이 지나치게 고기를 섭취하지 않기에 '고기를 더!' 먹으라고 말하는 것이다.

또 육류나 우유, 낫토를 먹지 못하는 사람은 '프로틴'으로 단백질을 보급하는 방법도 있다.

프로틴은 단백질을 섭취하기 위해 만들어진 영양 보조식품으로 크게 다음의 세 종류가 있다.

- 가루 타입 – 물이나 우유에 섞어 마신다.
- 젤리 타입 – 젤리 속에 단백질이 들어 있다.
- 바 타입 – 프로틴이 함유된 단 음식이다.

이렇게 말하면 '인제 와서 단백질을 먹어봐야…'라고 생각하는 사람이 있을지도 모른다. 하지만 무슨 일이든 '해봐야 아는 법'이다. 한번 시도해보면 뜻밖에 기운이 생길수도 있다.

고기는 '저녁 식사'가 아니라
'아침 식사'로 먹는다

영화배우 성룡은 1954년생으로 머지않아 고희가 되는 나이인데도 아직 젊음을 유지하고 있다. 물론 홍콩 영화에 출연할 때처럼 '전편 대역 없는 액션'을 하지는 못하겠지만 지금도 높은 운동 능력을 유지하고 있음이 분명하다.

성룡에게 '안티에이징(노화 예방)'에 관해 조언하는 클로드 쇼샤 박사라는 프랑스 의사가 있다. 클로드 박사는 안티에이징 의학의 세계적인 권위자로 나 역시 이 분야에서 오랜 가르침을 받고 있다.

클로드 박사의 연구 주제 중에 '타임리 뉴트리션'이라는 것이 있다. 뉴트리션은 '영양'이나 '영양학'이라는 뜻이고, 타임리 뉴트리션은 '시간 영양학'으로 번역되는 연구 분야이다. 간단히 말해 '아침, 점심, 저녁으로 무엇을 먹어야 몸에 좋을까?', '노화는 늦출 수 있을까?'에 관한 연구이다.

원래 인간의 장기, 특히 소화기계통은 하루 24시간 똑같은 속도로 일하지 않는다. 각각의 장기에는 활발하게 활동하는 시간대와 그렇지 않은 시간대가 존재한다.

이를테면 간은 '일찍 일어나는' 장기로 아침에 왕성한 활동을 한다. 그래서 클로드 박사의 연구에 따르면, '고기는 오전에 먹어야 건강에 좋다'고 한다. 간 활동은 아침에 활발해서 육류에 포함된 단백질을 소화하고 흡수하기 쉽기 때문이다.

반면, 밤에는 간의 활동이 둔해지므로 저녁에 고기를 먹으면 단백질을 충분히 흡수하기 어렵다. 그렇지만 대다수 사람이 아침부터 스테이크나 고기를 구워 먹기란 쉽지 않을 것이다. 따라서 '햄을 넣은 계란프라이', '돼지고기를 토핑한 샐러드', '고기를 넣은 국수'처럼 고기를 추가하는 방법을 궁리해보기를 권한다.

또한 클로드 박사의 연구에 따르면, '단 음식은 오후 3~4시경에 섭취하는 것이 좋다'고 한다. 이 시간대는 췌장의 움직임이 활발해서 당 대사에 관여하는 인슐린이 분비되기 쉽기 때문이다.

이런 의미에서 일본의 '3시 간식'이나 영국의 '애프터눈 티'는 소화기 리듬에 맞는 간식 섭취법이라 할 수 있다.

위장의 '8할'이 아니라
'9할'을 채운다

지금부터는 육류 이외의 '음식 섭취법'에 대해 이야기하고자 한다. 먼저 '얼마나 먹을까(=어느 정도의 칼로리를 섭취할까)'에 대해서이다.

사실 나이가 들어도 몸이 필요로 하는 칼로리양에는 큰 변화가 없다.

필요한 에너지양은 신체 활동 수준(몸을 얼마나 움직이는가)의 차이에 따라 달라진다. 일반적으로 18~29세의 남성은 대략 2,300~2,650kcal가 필요한데, 75세가 넘어도

1800~2100kcal는 필요하다. 후기 고령자라고 해도 청년기의 80%에 육박하는 에너지양이 필요하다는 뜻이다. 고령 여성도 필수 칼로리양이 상대적으로 적기는 하지만 '젊어서의 80% 정도'라는 비율에는 변함이 없다.

하지만 실제로 젊은 시절의 80%만큼 음식을 섭취하는 고령자는 매우 드물다. 나는 그 이유가 오랜 옛날부터 이어져 내려온 그릇된 인식 때문이라고 생각한다. 예전부터 일본에서는 '위장의 8할'을 건강의 법칙처럼 여겨왔기 때문이다.

실제로 고령자 중에는 지금도 '검소한 식사'를 으뜸으로 여기는 사람이 적지 않고, 고령자의 상당수는 필요한 칼로리양을 섭취하지 않는다. 그 결과 저영양 상태에 빠져서 근육량이 감소하고, 노쇠(건강과 돌봄 사이의 중간 상태)의 길을 걷는 사람이 적지 않다. 고령이 되면 식욕이 자연스레 떨어지는데도 불구하고 '위장의 8할' 상태를 유지하면 영양 부족 상태에 빠져 수명을 단축할 수 있다.

분명 40~50대까지는 '영양 과다 섭취'에 따른 생활습관병이 문제가 된다. 그러나 고령이 되면 저영양 상태에 따른 노쇠가 훨씬 더 심각한 문제이다.

실제로 일본의 후생노동성이 발표한 '국민건강·영양조사 결과 개요'(2019년도)에 따르면, 65세 이상에서 저영양 상태를 보이는 사람은 남성이 12.4%, 여성이 20.7%에 이른다. 대상을 85세 이상으로 좁히면 무려 남성 17.2%, 여성 27.9%가 저영양 경향을 보인다고 한다.

저영양 상태가 되었을 때 특히 우려되는 문제가 '낙상' 사고이다. 단백질 부족으로 근육량이 감소하면 사소한 원인으로도 쉽게 넘어지기 때문이다. 그 결과 골절되면서 누워 지내는 사람도 적지 않다.

따라서 나는 고령자에게는 '위장의 8할'이 아니라 '위장의 9할'은 차도록 음식을 섭취하라고 권한다. '위장의 9할'이란 폭음이나 폭식을 피하면서도 먹고 싶은 음식을 먹고, 양적으로도 만족감을 느낄 수 있도록 식사한다는 뜻이다.

대사증후군보다
저열량·저영양을 주의한다

'위장의 9할'이라고 하면 '대사증후군이 걱정된다'고 하는 사람도 있을 것이다. 하지만 실제로는 조금 '통통한' 편이 건강하고 오래 산다.

이는 세계의 여러 조사를 통해 밝혀진 사실이다. '조금 통통한(BMI 25가 조금 넘는 정도)' 사람이 가장 건강하다는 사실은 역학적으로 명백하다.

예를 들어 미국에서 29년간 실시된 국민건강영양조사에 따르면, 가장 오래 사는 사람은 BMI 25~29.9의 '통통한 체형'이라고 한다. 이에 비해 BMI 18.5 미만인 '마른 체형'은 사망률이 2.5배나 높았다. 일본에서도 일찍이 미야기현에서 5만 명을 대상으로 벌인 대규모 조사를 통해서 '마른 사람이 통통한 사람보다 6~8년이나 수명이 짧다'는 사실을 알게 되었다. 참고로 BMI(체질량지수)는 체중(kg)을 키(m)로 두 번 나눈 수치로서 18.5~25 미만은 '보통'이고, 25 이상이면 '대사증후군'으로 간주한다.

따라서 살이 조금 쪘다면 '대사증후군'이라고 탄식할 일이 아니라 오히려 '건강해졌다', '장수할 수 있다'며 기뻐해야 한다.

그런데도 후생노동성은 2008년 4월부터 대사증후군 여부를 확인하는 '특정 건강 심사'를 국민에게 의무화했다. 대사증후군이 있으면 고혈압, 당뇨병, 고지혈증 등에 걸리기 쉽다는 이유에서 생긴 대책이다. 이 대책의 중점은 '식생활 재검토'에 있다. 한마디로 섭취 칼로리양을 줄인다는 뜻으로 그야말로 '어리석은 정책'이다.

섣부른 식생활 재검토로 칼로리 섭취량을 줄이면 몸과 뇌(마음)의 노화는 틀림없이 빨라진다. 대체로 칼로리양을 줄이면 그에 비례해서 단백질 섭취량도 줄기 때문에 근육량이 감소하고 노화가 급격히 진행된다.

원래 인간이 중년 이후에 살이 찌는 것은 당연한 현상이다. 남성의 경우에는 남성호르몬의 감소가 그 주된 원인이다. 테스토스테론 등의 남성호르몬에는 근육량을 늘려서 내장 지방의 축적을 억제하는 작용이 있다. 남성호르몬이 감소하면 복부에 다소 지방이 쌓이는데 이는 인체의 필연적인 결과이다.

따라서 고령이 되면 체중이 조금 늘었다고 다이어트나 절식을 하는 행위는 바람직하지 않다. 고령자에게는 식사량을 줄여서 저영양 상태가 되는 쪽이 훨씬 위험하기 때문이다.

시판용 도시락과 반찬으로
음식을 '골고루' 섭취한다

고령이 되면 식사 메뉴가 '단품화'하는 경향을 보인다. 요리나 설거지가 귀찮다는 이유로 아침에는 식빵, 점심에는 컵라면으로 때우는 단조로운 식사가 되기 쉽다. 당연히 이런 식사를 지속하면 영양의 균형이 깨지고 노화가 빨라진다.

하지만 고령이 되면 하루 세 번 주방에 서는 일이 쉬운 일은 아니다. 그래서 나는 '파는 음식'이나 '외식'을 적극적으로 활용하라고 권한다. 파는 음식이란 시판용 도시락이나 반찬을 사 와서 집에서 먹는 것을 뜻한다. 여기에서는 먼저 파는 음식에 대해 알아보자.

파는 음식의 가장 큰 장점은 '다양한 종류의 식재료를 섭취할 수 있다'는 것이다. 널리 알려진 바와 같이 하루 동안 섭취가 권장되는 이상적인 음식의 가짓수는 '30종류'인데, 직접 만들어 먹으면 이렇게 다양한 종류의 식재료를 사용하기 어렵다. 하지만 파는 음식을 활용하면 가능하다.

예를 들면 편의점이나 도시락 가게에서 판매하는 '도시락'에는 다양한 식재료가 들어간다. 특히 '마쿠노우치 도시락'(밥과 여러 종류의 반찬으로 이루어진 도시락–옮긴이)은 한 끼에 15종 정도의 식재료를 섭취할 수 있다.

시판용 도시락이라고 하면 '식품 첨가물이 많다', '염분이 많다' 등의 부정적인 이미지가 있어서 자주 먹으면 건강에 해롭다고 여기는 사람도 있다.

하지만 최근에 판매되는 도시락은 사실 상당히 우수한 식품이다. 경쟁 구조 속에서 첨가물을 줄이고 위생 상태에도 더 신경을 쓰고 있다. 하루 세끼 중 한 끼 정도는 대체해도 아무런 문제가 없다.

　물론 매번 마쿠노우치 도시락을 먹을 필요는 없다. '오늘은 돼지생강구이 도시락, 내일은 생선구이 도시락'처럼 다채로운 '도시락 생활'이 되도록 신경을 쓰면 된다. 이것이 30종류라는 가짓수를 달성하고 균형 있게 영양을 섭취하는 방법이다.

　이따금 젊은 사람들이 즐기는 '대용량' 도시락에도 도전해보자. 양이 많으면 두 번에 나누어 먹거나 부부가 함께 먹으면 된다.

　이런 식으로 일식, 중식, 양식 등 다양한 요리를 즐기다 보면 저절로 적절한 영양 보급이 이루어진다. 이는 '외식'도 마찬가지이다. 오늘 생선회 정식을 먹었다면 다음번에는 고기구이, 그다음에는 라면을 선택하는 식으로 다양한 메뉴를 즐기도록 하자.

　메뉴에 변화를 주면 자연히 찾는 가게도 바뀐다. 이러한 '작은 변화'는 뒤에서도 다루겠지만 뇌에도 좋은 자극이 된다.

'컵라면'에는 다양한 토핑을 추가하여
균형을 맞춘다

'단품 식사는 피하는 편이 좋다'고 해도 "컵라면은 간편하고 맛도 있다. 가끔은 먹고 싶다"라고 하는 사람도 있으리라.

실제로 고령자 중에는 '의존증' 수준으로 컵라면을 애용하는 사람도 있다. 컵라면은 중독되기 쉬운 식품이다. 그 이유는 '맛이 진하기' 때문이다.

나는 라면을 정말 좋아해서 40년 넘게 다양한 라면 가게를 찾아다녔는데, 개인적인 경험으로는 '국물 맛이 진한' 라면 가게는 잘 망하지 않는다. 국물 맛이 진하면 그 라면에 의존하는 사람, 즉 '단골'이 늘어나기 때문이다. 반면, 담백한 계열의 라면 가게는 음식 맛이 꽤 괜찮은데도 그 맛처럼 담백하게 망하는 곳이 있다. 그 이유는 의존증자(=단골)가 증가하기 어렵기 때문이다.

다시 컵라면 이야기를 해보면, 지금은 모든 회사가 첨가물의 양에 신경을 쓰고 있어서 매끼 컵라면을 먹어도 '생명에 지장'을 주는 일은 없다. 라면 이외의 식품을 포함해서 가공식품에 다소 발암성이 있다고는 해도 발병 확률은 100만 명당 1명에게 생길까 말까이다.

그렇다고 물론 '끼니마다 컵라면'을 먹는 식생활을 추천하지는 않는다. 항상 컵라면만 먹으면 섭취하는 식재료의 종류가 감소하여 영양이 편중되기 때문이다. 그리고 이러한 단품형 식생활은 심신의 노화를 앞당긴다.

또한 같은 음식만 먹다 보면 앞서 말했듯이 '만성형 식품 알레르기'가 생길 위험성이 커진다.

이런 이유에서 단품형 식생활은 피하는 편이 좋지만, '그래도 컵라면을 먹고 싶다'는 사람이 있다면 '추가 재료'

를 토핑하기를 추천한다.

지금은 슈퍼에서 삶은 달걀이나 멘마(죽순을 유산 발효시킨 가공식품—옮긴이), 차슈(돼지고기 덩어리를 양념에 재워서 오븐에 구운 요리—옮긴이) 등 다양한 라면용 토핑 재료를 판다. 이러한 재료를 사서 컵라면에 올리면 된다. 이렇게 식재료의 종류를 추가하면 고령자에게 생기기 쉬운 '단품 음식의 폐해'를 어느 정도 예방할 수 있다.

라면 국물은 다 마셔도
염분의 과다 섭취가 아니다

나는 라면 가게에 가면 기본적으로 '라면 국물'을 남김 없이 먹는다. 얼마 전에도 젊은 지인과 점심으로 라면을 먹으면서 평소처럼 국물까지 다 먹었더니 "선생님, 의사가 제 몸을 돌보지 않는다고 하더니, 국물까지 다 드셔도 괜찮으신 건가요?"라며 '주의'를 주었다.

내가 "자네는 국물을 먹고 싶지 않은가?"라고 되묻자, "그야 먹고 싶기는 하지만⋯. 지나친 염분 섭취가 아닌가요?"라는 질문이 돌아왔다.

나는 "전혀"라고 대답했다.

그 이유를 전문적으로 설명하자면, '고령자의 신장은 염분을 담아두는 기능이 약해져서 오히려 염분 부족이나 저나트륨혈증을 일으킬 우려가 있기 때문'이다. 저나트륨 혈증은 혈액 속의 나트륨 농도가 낮아서 생기는 증상으로 악화하면 의식 장애나 경련을 초래한다.

요즘은 어떤 라면 가게든 염분이나 화학조미료의 사용을 자제한다. 그리고 라면 국물에는 갖가지 재료에서 나온 엑기스가 녹아 있다. 국물을 마시지 않는다면 영양 면에서는 도리어 아까운 일이다.

프롤로그에서도 밝혔듯이 애초에 나는 '사실은 먹고 싶은데 참는다'라는 사고야말로 '건강에 해롭다'고 생각한다. 염분으로 인한 피해보다 '참아서 생기는 피해'가 건강수명을 단축하는 경우가 많기 때문이다. 불필요한 인내는 NK세포(자연살해세포) 활성도를 떨어뜨려서 면역력 저하를 초래하고, 암을 비롯한 각종 심각한 질환을 초래할 위험을 높인다.

'○○이 먹고 싶다'고 하는 욕구는 몸이 '단백질 부족'이나 '지질 부족'처럼 어떤 '결핍'을 느끼면서 생길 때가 많다. 따라서 먹고 싶은 음식을 참으면 그 결핍을 증폭시켜 건강한 장수를 저해할 우려가 있다.

밥이나 빵부터 먹으면
안 된다

지금부터는 '다양한 식재료를 어떤 순서로 섭취해야 할지'에 대해 알아보기로 한다. 나이가 들면 혈당치의 등락폭이 커져서 젊을 때보다 '먹는 순서'가 중요해지기 때문이다.

섭취 순서에서 가장 조심해야 할 사항은 '탄수화물'부터 먹는 것이다. 적어도 처음부터 탄수화물 계열만 먹는 일은 피하도록 하자.

처음부터 탄수화물만 먹게 되면 혈당치가 급상승한다.

그러면 췌장의 랑게르한스섬이 인슐린을 분비하여 혈당치를 낮추려고 한다. 이러면 혈당치는 떨어지지만, 혈당치의 급격한 등락이 몸에 부담을 주어 세포에 염증이 생긴다. 세포의 염증은 곧 '노화'를 의미한다.

탄수화물을 다량으로 함유한 대표적인 식품은 밥과 빵이다. 처음부터 밥만 먹는 사람은 많지 않을 테니 문제는 빵에 있다. 갑자기 잼을 듬뿍 바른 식빵이나 달콤한 빵이 위에 들어오면 혈당치가 급격히 상승한다. 우선 샐러드 같은 사이드 음식을 먼저 먹고 그다음에 빵을 먹는 것이 바람직한 식사 순서이다.

프렌치나 이탈리안의 코스요리에서 먼저 전채 요리를 먹고 그다음에 빵이나 파스타를 먹는 방식은 합리적인 순서라고 할 수 있다. 이보다 더 좋은 예는 일본의 가이세키 요리(다도에서 주최자가 손님에게 대접하는 요리–옮긴이)이다. 구이, 조림, 생선회 등을 먹고, 마무리로 흰 밥을 먹는 방법도 이상적인 순서이다.

가장 이상적인 순서는 맨 먼저 '단백질'을 섭취하는 방법이다. 예를 들어 일본식 아침 식사라면 우선 두부와 달걀 요리를 먹고 그다음에 밥을 먹는 것이다. 샐러드 같은 채소를 먼저 먹는 방법도 처음부터 탄수화물 계열을 섭취하는 것보다 건강에 이롭다.

점심으로 면 요리를 먹는 사람도 많은데 이때도 소량의 두부를 곁들이는 등 단백질을 준비하여 먼저 섭취하기를 권한다.

식욕이 없을 때는
반찬만 먹어도 된다

고령이 되면 식욕이 없는 날도 있다. 그 이유는 사람마다 달라서 '운동 부족으로 식욕이 감소하는' 사람도 있고, '위장의 소화 능력이 저하하여 소화 시간이 오래 걸려서 식욕이 생기지 않는' 사람도 있다.

아니면, 치아가 상해서 씹지 못해 식욕이 저하하는 사람도 있다. 씹는 능력이 떨어지면 식욕과 관련된 뇌의 중추로 가는 자극이 감소하여 식욕이 생기지 않는다.

또 심리적인 이유에서 식욕이 감소하기도 한다. 예를

들어 배우자를 잃고 홀로 지내면 슬픔이나 외로움으로 인해 식욕이 떨어지기도 한다. 남편의 식사를 준비할 필요가 없어지면서 식사에 대한 관심이 줄어들고 그 결과 식욕을 잃기도 한다.

또 약물 부작용으로 식욕이 떨어지는 사람도 있고, 미각이나 후각에 장애가 생겨 무엇을 먹든 맛이 없다고 느끼는 사람도 있다.

그렇다면 이런 이유로 입맛이 없고 음식을 먹지 못할 때는 어떻게 해야 할까. 이럴 때는 반찬을 먼저 먹고 밥이나 빵을 남기면 된다. 반찬을 먹으면 단백질이나 비타민, 미네랄을 어느 정도는 섭취할 수 있기 때문이다.

일주일에 낫토 한 팩으로
심근경색과 뇌경색을 예방한다

콩을 자주 먹는 나라는 대부분 장수 국가이다.

예를 들어 북유럽의 스웨덴은 남성의 평균수명이 일본과 거의 어깨를 나란히 할 정도의 장수 국가인데, 이 나라에는 완두콩이나 브라운빈을 즐겨 먹는 습관이 있다.

물론 일본의 평균수명이 세계 최고인 이유 중 하나도 낫토나 된장처럼 콩을 원료로 하는 식품을 국민 음식으로 여겨왔기 때문이다.

대두는 '밭의 고기'라고 불릴 정도로 고단백 식품이다.

여기에 피로 해소에 효과적인 비타민B군을 듬뿍 함유하고 있다. 이 밖에도 대두는 올레산 등 건강에 필요한 각종 영양소를 함유한 '건강 식재료'이다.

대두 식품 중 낫토에 대해서는 일찍이 '다카야마 조사'라고 하는 대규모 조사가 실시된 적이 있다. 영양학 분야에서는 널리 알려진 조사로 지금의 기후현 다카야마시에서 약 2만 9,000명의 남녀를 대상으로 16년간에 걸쳐서 추적한 조사이다.

이 조사를 통해 일주일에 낫토를 한 팩 이상 먹는 사람이 거의 먹지 않는 사람보다 심근경색이나 뇌경색에 걸릴 위험이 약 25%나 낮다는 사실이 밝혀졌다.

낫토 1팩으로 약 5그램의 단백질을 섭취할 수 있다. 그 '끈기 있는' 누적 섭취가 심장과 뇌의 경색 위험을 줄인 것이다.

술은 희석해서 마시면
'최고의 약'이 된다

알코올은 고령이 되어도 '적당량'을 즐긴다면 전혀 문제가 되지 않는다. 80대에도 간은 적당한 양의 알코올을 대사할 수 있다.

단, '과음'이나 '폭주'는 금물이다. 권장 알코올 섭취량은 젊은 사람과 장년 모두 순 알코올로 '1일 평균 20그램 정도'이다. 이는 맥주로 중간 크기 1병, 청주로 1홉 정도 되는 양이다. 고령자는 간의 분해 능력이 떨어지므로 권장량 이하로 조금씩 즐기는 것이 현명한 방법이다.

고령자가 날마다 만취할 정도로 술을 마시면 알코올 중독으로 직행하는 길이다. 나이가 들면 알코올의 대사 능력이 떨어지기 때문에 단시간에 알코올 의존으로 진행한다. 실제로 고령자의 약 15%는 '음주에 관련된 건강 문제'를 안고 있으며, 약 3%는 알코올 중독 상태이다.

또한 고령자가 과음을 하면 피로가 잘 풀리지 않는다. 간이 피로 회복을 돕는 단백질 합성보다 알코올 분해를 우선하기 때문이다. 이로 인해 체내 구석구석까지 단백질이 도달하지 못해서 시간이 지나도 피로감이 지속된다.

술은 젊어서 마시듯 하면 안 된다. 다리가 휘청거릴 정도로 마시면 넘어져서 심각한 부상을 입을 가능성이 커진다. 하룻저녁의 만취가 자리보전으로 이어질 수도 있다.

그래도 마시고 싶다는 주당에게는 '알코올 농도를 가능한 낮춰서 마시기'를 권한다. 마시는 액체의 양은 다소 많을지라도 순 알코올양은 늘리지 않는 방법이다.

예를 들면 위스키나 소주처럼 알코올 농도가 높은 술을 마실 때는 가급적 많은 양의 물로 희석하여 알코올 농도를 떨어뜨려서 마신다. 농도를 낮출수록 순 알코올양을 줄일 수 있을 뿐만 아니라 노화한 간이 알코올을 분해하기도 쉽다.

한편 청주처럼 희석하여 마실 수 없는 술은 물과 함께 마시면 된다.

알코올에는 이뇨 작용이 있어서 계속 술만 마시면 수분이 부족해진다. 물과 함께 술을 마시면 혈중의 알코올 농도가 상승하는 것을 막을 수 있을 뿐만 아니라 수분 부족도 생기지 않고 숙취로 고생하는 일도 적다.

이렇게 말하면 "술을 어떻게 물과 함께 마시느냐?"라고 하는 사람이 있는데 그런 사람에게는 가능하면 '수분이 많은 안주'를 먹으며 마시기를 추천한다. 그 정도 주당이면 채소 스틱을 먹으면서 술을 마시면 잘 취하지 않는다는 사실을 경험적으로 알고 있을 것이다. 그 이유는 채소에 포함된 수분을 섭취하면서 술을 마시기 때문이다. 채소 스틱이나 두부를 안주로 하여 술을 마시면 혈중의 알코올 농도가 급격히 상승하는 것을 다소 예방할 수 있다.

점심은 집에서 먹지 말고
되도록 외식을 한다

정년퇴직하고 출퇴근을 하지 않게 되면 점심을 집에서 먹는 경우가 많다. 하지만 점심 정도는 되도록 '외식'을 권한다. 그 장점에는 여러 가지가 있는데 여기에서는 세 가지 정도로 들어보려 한다.

우선 점심을 밖에서 먹으면 하루에 한 번은 외출할 수 있다. 온종일 집 안에서만 시간을 보내면 스스로 몸과 뇌가 늙도록 방치하는 것이나 마찬가지이다. 점심을 밖에서 먹으면 그것을 계기로 행동반경이 자연히 넓어진다. 그 과정이 좋은 운동이 되고, 뇌에도 자극이 된다.

나 역시 최근에 건강을 위해 걷기 시작하면서 점심시간에 새로운 가게를 찾아 병원 주변을 돌아다닌다.

이 정도가 점심시간 운동으로 딱 좋다. 점심을 밖에서 먹으면 가까운 가게는 금방 질리게 되어 점차 먼 곳을 찾게 된다. 이렇게 걷는 거리가 길어지면 허기가 더해 점심을 더 맛있게 먹을 수 있다.

또한 남편이 점심까지 집에서 먹으면 아내가 그 준비를 하느라 쉴 틈이 없어진다. 원래 남편이 일하는 낮 시간은 아내에게는 자유시간이자 한숨 돌리는 시간이었다. 그런데 남편의 점심까지 준비하게 되면 외출하기도 여의찮다.

아내에게 '남편은 (점심시간 정도는) 건강하고 집에 없을수록 좋다.' 남편이 점심을 밖에서 먹으면 부부 사이도 원만해진다.

매일 밖에서 먹기 힘들면 일주일에 세 번 정도 날씨가 좋은 날에, 그것도 힘들면 일주일에 한 번 정도는 밖에서 점심을 즐기도록 하자. 이런 마음으로 외식을 즐기면 건강수명도 연장된다.

1장 · 핵심 체크 포인트

- 단백질이 부족하면 내장 기능이 떨어질 뿐만 아니라 근육이 감소하고 피부 결이 나빠진다. 반대로 단백질을 충분히 섭취하는 사람은 건강하게 장수할 수 있다.

- 콜레스테롤은 인체에 필수적인 물질이며 '콜레스테롤 줄이기 = 건강'이라는 잘못된 상식은 버리는 것이 좋다.

- 고기는 종류에 상관없이 그날그날 먹고 싶은 고기를 먹으면 된다.

- 고령이 되면 저영양 상태에 따른 노쇠가 훨씬 더 심각한 문제이기 때문에 조금 더 배부르게 먹는 게 좋다.

- 고령이 되면 신장이 염분을 담아두는 기능이 약해져서 오히려 염분 부족이나 저나트륨혈증이 우려되기 때문에 짜게 먹는 것이 별다른 문제가 되지 않는다.

- 술을 마시고 싶다면 알코올 농도를 가능한 낮춰서 마신다.

2장

약과 의사와
수치를
의심한다

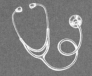

The wall
of
80 age

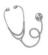

목, 손목, 발목을 따듯하게 하여 면역력을 높인다

'체온이 1도 낮아지면 면역력이 40% 떨어진다'는 연구 보고가 있다. 이 숫자는 논란의 여지가 있지만 '체온이 낮으면 면역력이 떨어진다'는 말은 사실이다.

체온이 낮으면 감기 바이러스나 인플루엔자 바이러스에 대한 저항력이 약해져서 감기에 잘 걸릴 뿐만 아니라 다른 질병에도 취약해진다. 그리고 피로도 쉽게 찾아온다.

반면, 체온이 높으면 체내의 '화학반응', 이른바 신진대사가 원활해지면서 면역력이 높아진다. 병원체를 제거하는 큰포식세포 등의 면역세포는 체온이 높을수록 더 활성화하기 때문이다.

또 신진대사의 주역을 담당하는 '효소'는 몸의 심부 체온이 37.2도가량일 때 활동이 가장 왕성해진다. 신체 표면(피부)의 온도는 이보다 0.7~1도 정도 낮으므로 체온계로 쟀을 때 36.2~36.5도가 '적절한 온도'라고 할 수 있다.

체온이 떨어지는 가장 큰 원인은 '운동 부족'이다. 사람의 몸에서 가장 열을 많이 만들어내는 부위는 '근육'이기 때문에 운동이 부족하면 근육이 감소하면서 그만큼 발열량도 줄어들게 된다. 50대부터 체온이 낮아지는 사람이 증가하는 것도 근육량 감소에 그 원인이 있다.

또한 일반적으로 여성이 남성보다 추위에 약하고 몸이 찬 사람이 많은 이유도 여성이 남성보다 근육량이 적어서 발열량이 부족하기 때문이다.

근육의 대략 70%는 '하체'에 집중되어 있다. 따라서 하체 근육을 많이 써서 근육량을 늘리면 체온을 올릴 수 있다.

그렇다면 하체 근육은 어떻게 단련하면 될까? 가장 효

과적인 방법은 '걷기'이다. 근육량이 많은 하체를 안전하게 훈련할 수 있기 때문이다.

또한 걷기는 '냉증'에 대한 대책도 된다. 예를 들어 집 안에서 냉증이 생기면 방 안을 왔다 갔다 하는 것만으로도 다소 몸을 따뜻하게 할 수 있다. 발끝 등 신체의 말단이 차가워지는 이유는 몸의 중심에 위치하는 내장 주변의 체온을 유지하기 위해 말단의 혈관을 수축시켜 열 손실을 막기 때문이다. 이럴 때는 조금만 걸어도 손발 끝의 혈액순환이 개선되면서 냉증이 해소된다.

아울러 체온을 떨어뜨리지 않으려면 '3개의 목'을 충분히 보온해야 한다. '3개의 목'이란 목, 손목, 발목이다. 세 곳 모두 혈류가 많은 부위이기 때문에 이곳을 따뜻하게 유지하면 몸 전체의 체온을 끌어 올릴 수 있다. 반대로 "감기는 3개의 목으로 걸린다"라는 말이 있을 정도로 이 부위가 냉해지면 전신이 차가워진다.

특히 주의해야 할 곳은 머리를 떠받치는 '목'이다. 겨울철에 추위를 느낄 때는 목도리나 숄을 둘러서 동장군에게 체온을 빼앗기지 않도록 주의해야 한다. 목을 따뜻하게 하면 혈류가 개선되면서 두통이 완화하는 효과도 있다. 추위가 심한 날에는 손목은 장갑으로 보호하고, 발목은 다리 토시를 이용하여 열 손실을 막도록 한다.

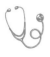

수다나 노래로
울대뼈를 단련한다

2021년도 통계자료에 따르면, 일본인의 사망 원인 중 상위 세 가지는 1위 암(26.5%), 2위 심질환(14.9%), 3위 노쇠(10.6%)이다. 일찍이 일본인의 3대 사인 중 하나로 알려졌던 뇌혈관질환(7.3%)은 4위로 내려앉았다.

이어서 5위가 폐렴(5.1%)이다. 그리고 6위가 지금부터 다루고자 하는 '흡인폐렴'(3.4%)이다.

'3.4%'라는 숫자는 암이나 심질환에 비하면 작아 보일지 모르지만 그래도 30명 중 1명이 이 '사고'에 가까운 질환으로 사망에 이른다. 과거에 실시된 사인별 통계에서는 '폐렴'과 '흡인폐렴'을 하나의 항목으로 다루었다. 하지만 후자가 급증함에 따라 최근에 항목을 나누었고, 그 결과 흡인폐렴이 단숨에 상위를 차지하게 되었다.

제18대 가부키(노래와 춤이 가미된 일본의 전통극－옮긴이) 배우인 나카무라 간자부로의 사인도 '흡인폐렴'으로 공식 발표되었다. 식도암 수술을 받은 간자부로는 수술 자체는 성공적이었지만, 수술 후에 섭취한 음식이 폐렴을 일으키면서 사망에 이르렀다.

흡인폐렴은 주로 '음식이 기도로 잘못 들어가서' 생기는 폐렴이다. 그 원인인 '흡인'을 막기 위해서는 목 근육, 특히 울대뼈를 움직이는 근육을 단련할 필요가 있다.

단련 방법으로는 '말하기'가 가장 좋은 방법이다. 수다를 떨고 노래방을 즐기고 손자에게 책을 읽어주면 목둘레의 근육과 함께 기관지나 폐 주변의 호흡에 관련된 근육 전체를 단련할 수 있다.

또한 최근에 '사레가 잘 들린다'고 느끼는 사람은 흡인을 예방하기 위해 조리법을 바꾸어보는 것이 좋다. 특히

가루가 있는 음식은 사레가 들리기 쉬우므로 되직하게
해서 먹는 등 목 넘김이 수월한 방식으로 조리하기를 권
한다. 그리고 의외로 위험한 음식이 '국물'이다. 뜨거워서
건더기를 흡인하기 쉬우므로 조금씩 먹어야 한다.

아울러 흡인을 방지하기 위해서는 '치아'도 소중히 다
루어야 한다. 충분한 씹기는 흡인 예방으로 이어진다. 치
아를 지키는 방법에 대해서는 뒤에서 자세히 설명하고자
한다.

나아가 입안을 청결하게 유지하는 일도 중요하다. 입안
이 청결하지 못하면 폐렴의 원인이 되는 세균이 증가하여
흡인 시 폐렴의 발병 위험이 커지기 때문이다.

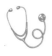

혈당치는 높은 쪽보다
낮은 쪽이 훨씬 위험하다

나는 3년 전에 목마름이 심해서 검사를 받은 적이 있다. 그랬더니 혈당이 660mg/dl이나 되었다. 중증 '당뇨병' 영역이었다.

의사는 인슐린 주사를 통한 치료를 권했지만 나는 '제2형 당뇨병'이었기 때문에 거절했다. 당뇨병에는 두 종류가 있다. '1형 당뇨병'은 인슐린이 분비되지 않으므로 인슐린 주사가 필요하다. 한편 '2형 당뇨병'은 인슐린을 받아들이는 리셉터(수용체)의 고장이 원인이므로 인슐린 주사

이외의 치료법도 존재한다.

결론부터 말하자면 현재 나는 오직 '걷기'를 통해서만 혈당을 조절하고 있다. 그전까지 운동을 전혀 하지 않았기 때문인지 하루에 30분 정도 걷기만으로 혈당치를 200~300 전후로 조절할 수 있게 되었다.

'정상치'라고 하는 숫자까지 내려가지는 않지만, 그래도 목마름 증상이 나타나지 않아서 일상에 큰 지장을 느끼지는 않는다.

본래 혈당치는 무조건 낮다고 좋은 것은 아니다. 공복 혈당이 80~99mg/dl 미만이면 '정상'이라고 판단하지만, 나는 600이 넘어도 전혀 '의식 장애'를 보이지 않았다. 반면 40 정도까지 내려가면 의식을 잃게 되고, 20~30까지 내려가면 생명이 위험해진다. 혈당치는 높을 때보다 낮을 때가 훨씬 더 무섭다.

특히 고령자는 혈당치를 지나치게 떨어뜨리면 위험하다. 혈당치는 하루 사이에도 올랐다 내렸다 하기 때문에 정상치까지 떨어뜨리려고 하면 저혈당 상태가 되는 시간대가 발생할 수 있다. 원래 당뇨병의 본질은 '혈당치가 지나치게 높은 병'이 아니라 '혈당치가 안정되지 않는 병'이다. 간단히 고혈당 상태가 되기도 하고 저혈당 상태가 되기도 하는 것이다. 그리고 저혈당이 되는 시간대에 혈당치가 50보다 떨어지면 장기에 손상이 생길 위험이 커진다.

또한 만성적인 저혈당 상태가 되면 몸이나 뇌의 활성도가 떨어져 휘청대거나 온종일 멍한 상태에 빠지게 된다. 뇌파를 측정해보면 깨어 있는 상태에서도 '느린 파'라고 하는 수면 시의 뇌파를 보이는 사람들이 증가하고 있다. 나는 고령자의 교통사고도 당뇨병 등의 약에 의한 '혈당치의 지나친 하락'이 원인 중 하나가 아닐까 우려하고 있다.

그리고 혈당치가 낮으면 알츠하이머병에 걸릴 위험이 높아진다. 혈당치가 떨어지는 시간대에는 뇌에 당분(영양)이 도달하지 않기 때문이다.

따라서 고령이 되면 혈당치가 '100mg/dl 미만'이라는 정상치에 너무 연연하지 말고, 지나치게 높지 않으면서 본인에게 알맞은 상태(휘청거리지 않는다)로 조절하는 것이 최선의 방법이다.

특히 75세 이상의 경우에는 혈당치가 다소 높더라도 뇌경색이나 심근경색의 발병률이 정상인과 크게 다르지 않다는 사실이 다양한 조사를 통해 밝혀졌다.

게다가 당뇨병 약 중에는 '혈당치를 낮추는 효과'는 있지만 장기적으로 '사망률을 낮추는 효과가 없는' 약이 다수 존재한다고 한다. 요컨대 약을 먹으나 먹지 않으나 수명에는 관계가 없다는 뜻이다.

그러므로 어지럽거나 머리가 멍해지는 것을 참으면서까지 혈당치를 낮출 필요는 없다.

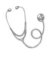

의사가 처방한 약을
'절반' 버리는 용기를 갖는다

이 항목에서는 오랫동안 쌓인 감정이 치고 올라와서 나도 모르게 과격한 '제목'을 붙이게 되었다. 담당 편집자가 "선생님 괜찮을까요?"라고 물을 정도였다. 하지만 이것이 거짓 없는 내 속마음이다.

나 역시 평소 고혈압 약을 먹고 있으며, 필요 없다고 생각되는 약은 버리고 있다. 처음에는 정해진 치료 방침에 따라 혈압을 정상치라고 부르는 140까지 낮추려고 그에 상응하는 양의 약을 먹었지만, 머리가 어질어질해서 삶과

업무의 질을 유지할 수가 없었다. 그래서 스스로 약의 양을 줄이고 혈압을 170 정도로 조절하고 있다.

고령자들은 나보다 더 많이 약으로 인한 어려움을 겪고 있을 것이다. 나이가 들면 몸과 마음에 갖가지 증상이 생기므로 각각의 진료과를 돌아다니며 의사가 시키는 대로 약을 먹다 보면 사람에 따라서는 하루에 15종류의 약을 먹게 되기도 한다.

그렇게 많은 종류의 약을 먹게 되면 틀림없이 '몸에 맞지 않는 약'을 만나게 된다. 몸이 나른하거나 휘청거리는 증상이 생기는 것이다. 잘못하면 심각한 부작용을 일으켜서 건강수명을 단축할 수도 있다.

본디 나를 포함하여 고령자 진료를 전문으로 하는 의사는 약을 많이 쓰지 않는다. 고령일수록 약 부작용이 잘 생긴다는 사실을 경험적으로 알고 있기 때문이다. 고령자는 간이나 신장의 처리 능력이 떨어지면서 약 성분이 체내에 오랫동안 머물게 되고 그만큼 부작용 위험이 증가한다. 바로 '약물 위험'이다.

게다가 약을 먹고 혈압이나 혈당을 일시적으로 떨어뜨

린다고 해도 이것이 장기적으로 건강한 장수로 이어지는지는 아직 입증되지 않았다. 일본인을 대상으로 한 대규모 조사는 이루어지지 않고 있다. 또 '다약제 복용(여러 종류의 약을 동시에 복용하는 일)'이 어떤 상호작용을 일으키는지도 거의 검증되지 않았다.

이러한 상황에서 과연 의사의 지시대로 약을 전부 먹을 필요가 있을까. 개인적으로는 상당히 의문스럽다. 적어도 먹고 나서 오히려 컨디션이 나빠지는 약은 '버려도 된다'고 생각한다. 힘들어하면서까지 약을 먹으면 면역력은 반드시 떨어지게 되어 있다. 그리고 그만큼 감염증이나 암에 걸리기도 쉽다.

나 역시 "모든 약을 먹지 않아도 된다"라고 말하는 것은 아니다. 다만 '약은 적은 편이 좋다'고 생각한다. 적어도 각종 검사의 정상치에 집착하여 무리해서 복용할 만큼의 장점은 없다. 약은 '검사 수치를 낮추기 위해' 먹는 것이 아니라 '일상의 활동 수준을 떨어뜨리지 않기 위해' 먹는 것이다.

부작용을 느낄 때는 의사가 준 약을 절반 정도만 먹고

상태를 지켜보는 것도 하나의 방법이다. 원래 '약(藥)'이라는 한자는 '초두머리(艹)'에 '편안할 락(樂)'자를 쓴다. 각종 약을 대할 때는 '편안해지면 먹고, 불편해지면 먹지 않는다'라는 태도로 임하기를 권한다.

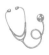

암은 절제한다고
다가 아니다

3년 정도 전에 나는 알고 지내는 의사에게서 "췌장암이 의심된다"라는 말을 들었다. 한 달 만에 5킬로그램이나 체중이 줄고 혈당치가 급상승했기 때문이다. 분야는 다르지만 나도 의사이다. 암의 가능성이 상당히 높다는 것을 말투에서 읽을 수가 있었다.

췌장암은 특히 성가신 암으로 수술이 가능한 2기라고 해도 생존율이 불과 20% 정도에 지나지 않는다. 외과적인 '수술'이 성공한다고 해도 이후 수명을 연장하기란 쉽지 않다.

나는 얼마간 고민한 후에 '수술은 하지 않는다', '화학 치료도 받지 않는다'라고 결심했다.

수술을 하면 여지없이 몸이 약해지기 때문이다. 이런 상태에서 화학 치료까지 받으면 속이 울렁거려서 집 밖에 나가지 못할 수도 있다. 움직이지 못하면 신체 능력이 쇠퇴하여 삶의 질이 급격히 떨어진다.

그런데 암은 수술만 하지 않으면 말기가 되어도 그다지 체력이 떨어지지 않는 병이다. 뇌에도 큰 영향이 없다. 그래서 다른 치료를 포함하여 '거의 아무런 대응도 하지 않으리라'고 결심한 것이다. 그리고 융자를 받아서 체력이 남아 있는 동안에 마지막 영화를 한 편 찍어야겠다(나는 이따금 영화감독도 한다)고 마음먹었다.

다행히 그 후에 암이 아니라 제2형 당뇨병으로 밝혀졌다. 이때의 경험은 고령자의 암과 삶의 질에 관해 더 깊이 생각하는 계기가 되었다.

원래 나는 '암은 절제하면 그만'이라는 사고에 동의하지 않는다. 암 절제에 대해 상당히 소극적인 입장이라고 할 수 있다. 특히 고령자의 암 수술에는 부정적이다. 고령자 전문 임상의로서 고령자가 암 수술 후에 '얻는 것보다 잃는 것이 더 많은' 사례를 수없이 목격했기 때문이다.

대체로 70대 이상의 사람들은 암 수술을 받으면 체력이 떨어져서 단숨에 늙어버린다. 예를 들어 위암을 절제하면 암 이외에 위의 3분의 2 정도를 함께 절제하기 때문에 수술 후에 영양 섭취가 쉽지 않아서 한순간에 쇠약해진다. 소화기계통만이 아니다. 전신의 기능도 동시에 저하되어 다른 질환에 걸릴 위험성이 커진다. 또한 입원하는 동안에 근육이 퇴화하여 수술 후에 몸져눕게 될 우려도 있다.

일반적으로 70~80대의 암은 진행이 느려서 그냥 내버려두어도 수술했을 때와 수명이 비슷할 가능성이 있다. 그리고 수술했을 때보다 더 높은 수준의 체력을 유지하는 경우도 많다.

물론 수술하고 쇠약하지만 오래 사는 쪽을 선택할지, 다소 수명이 짧아지더라도 수술하지 않고 삶의 질을 유지하는 쪽을 선택할지는 당사자의 가치관의 문제일 뿐 정답은 없다. 다만 실제로 암을 선고받았을 때 '암은 절제한다고 다가 아니다'라는 내 '힌트'가 선택의 폭을 넓히는 결과로 이어지길 바랄 뿐이다.

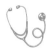

단 음식을 먹고 나면
바로 차나 물을 마신다

치아와 건강은 '끊으려야 끊을 수 없는' 관계이다.

1989년에 '8020운동(80세에 20개 이상의 치아 남기기 운동)'이 시작되었을 때 이 목표에 도달한 고령자는 전체의 10%도 되지 않았다. 그런데 2016년에는 50%를 넘어섰다. 그사이에 100세 이상의 인구가 대폭 증가한 이유도 개선된 치아 상태가 한몫했을 것이다.

실제로 100세 이상의 고령자를 대상으로 한 설문조사에 따르면, 100세가 넘어서도 여전히 "앞니로 고기를 자를 수 있다"고 대답한 사람이 60%나 된다. 그리고 59%의 사람들이 "어금니로 고기를 씹을 수 있다"고 대답했다.

한편 치아가 나빠지면 고기, 채소, 해조류처럼 '몸에 좋지만 치아가 나쁘면 먹기 힘든' 음식의 섭취량이 10~15%나 줄어든다는 데이터가 있다. 이러면 당연히 단백질이나 비타민, 미네랄이 부족해진다.

여기서 거듭 강조하고 싶은 점은 '나이가 들면 충치가 생기기 쉽다'는 사실이다.

충치는 치태 속에 있는 세균이 당을 재료로 산을 만들면서 발생한다. 고령이 되면 잇몸이 내려앉으면서 에나멜질로 덮이지 않은 치근의 노출 부위가 증가하기 때문에 그곳으로 산이 침범하면서 충치가 증가한다.

고령자가 충치를 예방하는 방법에는 두 가지가 있다.

첫 번째는 '단 음식(당이 많은 음식)을 먹은 후에 바로 물이나 차를 마시는' 것이다. 먹고 나서 바로 이를 닦는 방법이 제일이지만, 적어도 물이나 차로 당분을 씻어내어 산이 생기는 것을 방지하도록 하자. 특히 캐러멜처럼 치아에 잘 들러붙고 당분이 남기 쉬운 음식은 주의해야 한다.

두 번째는 칫솔 고르기이다. 고령자는 치아의 에나멜질이 감소한 상태이므로 되도록 부드러운 칫솔모를 골라야 한다. 그리고 부드럽고 가볍게 닦아야 한다. 칫솔모가 단단한 칫솔로 젊었을 때처럼 박박 문지르면 치아와 잇몸이 한층 더 많이 깎인다.

또한 고령자에게는 헤드가 작은 칫솔이 적합하다. 입을 크게 벌리기 힘들어서 헤드가 크면 치아 뒤쪽까지 닦을 수 없기 때문이다. 손힘이 없는 사람은 손잡이(핸들)가 굵은 칫솔을 선택하면 힘 있게 쥘 수 있다.

치아 상태에 맞는 칫솔을 고르고, 부드럽고 꼼꼼히 닦는 과정을 통해 오래도록 고기나 단무지, 마른오징어 등을 자기 치아로 씹을 수 있도록 하자. 아울러 치간 칫솔을 함께 사용하여 치태의 재료를 남기지 않는 일도 중요하다.

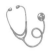

'귀가 어두워졌다'고 생각되면
먼저 무료 보청기를 시험해본다

나이가 들면 누구나 청력이 떨어지는데 그 주된 원인은
'귀속의 유모세포(소리를 감지하는 털 모양의 돌기)가 감소'하
기 때문이다. 유모세포가 감소하면 특히 주파수가 높은
소리, 예를 들어 인터폰 소리나 전자레인지 소리 같은 기
계음을 잘 듣지 못한다. 사람들과 대화를 나눌 때는 높
은 목소리나 높은 주파수로 구성된 '사행[사(さ)·시(し)·스
(す)·세(せ)·소(そ)]'과 '타행[(타(た)·치(ち)·쓰(つ)·테(て)·토(と)]'의
음성을 잘 알아듣지 못한다. 그래서 '사이토'를 '이토'로 잘

못 알아듣기도 한다.

청력 저하는 인지장애 발병의 큰 원인이 된다. '듣는다' 란 고막으로 들어온 소리가 전기신호로 변환되어 뇌로 전 달되는 과정을 가리킨다. 뇌는 그 자극을 통해 활성화하 는데 난청으로 뇌가 받아들이는 전기신호가 부족해지면 서 인지 능력 저하의 원인이 되는 것이다.

또 귀가 어두워지면 '어차피 들리지 않으니까…'라는 생 각에 사람들과 대화를 나누기가 귀찮아지고, 그 결과 소 통의 기회가 줄어든다. 이러한 사회적 고립도 인지장애를 가속하는 요인이 된다.

게다가 잘 들리지 않는 상태가 지속되면 스트레스가 심 해져 이명으로 이어지기도 한다. 난청에 따른 스트레스가 뇌와 몸에 악영향을 끼쳐서 이명을 일으킨다고 판단하고 있다.

따라서 '요즘 귀가 어두워졌다'는 생각이 든다면 조기 에 '보청기' 착용을 시도해보기를 권한다. 앞에서도 말했 듯이 무슨 일이든 '해봐야 아는 법'이다. 체험만 하면 비 용도 그다지 들지 않는다. '무료 체험' 서비스를 제공하는 보청기 전문점이 많이 있으므로 그런 기회를 이용해보아도 좋다. 또한 보청기를 대여해주는 곳도 있고, 지방자치단체에 따라서는 보청기 비용 지원 제도를 시행하는 곳도 있다.

이런 서비스를 이용하여 처음부터 큰돈을 들이지 말고 자신에게 어떤 보청기가 적합한지 시험해보기를 바란다. 처음 돋보기를 썼을 때와 마찬가지로 처음부터 온종일 착용할 필요는 없다. 필요할 때 하루에 1~2시간 정도로 시작하여 '생활의 질'이 향상되는지 확인하도록 하자.

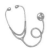

골다공증을 예방하는
칼슘, 햇볕, 운동

이른바 '골밀도'는 청춘기(18~20세경)에 정점을 맞이한다. 그 후 40대부터 감소하기 시작하는데 특히 여성들은 폐경기 전후에 급격히 저하된다.

현재 골다공증 환자의 약 80%는 여성이 차지하고 있다. 성장기에 다이어트를 하는 여성들이 많다고 알려져 있는데, 성장기의 영양 부족이 골다공증의 발병률을 높이는 하나의 요인이 아닐까 추정한다.

골밀도가 감소하면 골절이 되거나 뼈에 금이 가기 쉽

다. '손을 문에 부딪혀서' 부상이 생길 뿐만 아니라 '재채기'만으로도 골절이 된다. 또 머리 무게 때문에 등뼈가 구부러져서 압박 골절이 되기도 한다.

참고로 골다공증이라는 질환명에는 '공(孔)'이라는 한자가 들어가는데, 이는 '구멍'이라는 뜻이다. 무의 내부에 작은 구멍이 생기면 '바람이 들었다'고 하는데 골다공증도 뼈에 '바람이 든' 상태와 비슷해서 이렇게 부른다.

이 병이 까다로운 이유는 자각 증상이 거의 없기 때문이다. 자각은 '뼈가 부러진 뒤에' 비로소 하는 경우가 많다. 당장은 별다른 지장을 느끼지 못하는 사람도 나이가 들수록 위험이 커진다는 사실을 명심하고 예방에 힘써야 한다.

가장 좋은 예방법은 물론 충분한 칼슘 섭취이다. 칼슘을 적극적으로 섭취하면 고령이 되어서도 뼈의 강도를 유지할 수 있다.

칼슘은 다양한 식품에 함유되어 있지만 골다공증 예방에 효과적인 음식은 우유와 유제품이다. 칼슘을 다량으로 함유한 데다가 '흡수율'도 뛰어나기 때문이다. 정어리 등의 등푸른생선, 톳 등의 해조류, 소송채 등의 녹황색 채소도 칼슘을 많이 함유하고 있다. 하지만 흡수율 면에서 우유나 유제품을 따라오지 못한다.

우유를 좋아하지 않는 사람은 요구르트로 대체하거나 요리할 때 탈지분유를 사용하면 된다. 서양에서 골다공증이 일본만큼 문제가 되지 않는 이유는 애초에 골격이 튼튼하기도 하지만 평소 유제품을 즐겨 먹는 식생활과 관련이 있다고 생각된다.

한편 체내의 칼슘을 낮추는 음식은 과자, 인스턴트식품, 청량음료라는 '3종 세트'이다. 칼슘이 이들 식품에 포함된 첨가물과 결합하여 제대로 흡수되지 않는 것이다.

또한 충분한 햇볕 쬐기도 골다공증 예방에 도움이 된다. 태양광을 받으면 칼슘의 흡수와 활동에 관계하는 비타민D가 쉽게 합성되기 때문이다.

아울러 적당한 운동도 효과가 있다. 뼈는 일정 정도 부하를 가할 때 튼튼해진다.

따라서 칼슘, 햇볕, 운동이라는 '세 기둥'으로 골다공증을 예방할 수 있다.

참고로 골다공증은 치료제가 있지만 그다지 추천하지 않는다. 위장 장애와 같은 부작용을 일으키는 종류가 많기 때문이다. "식욕 저하를 초래하여 칼슘 섭취가 감소해 오히려 뼈를 약하게 만드는 약이 있다"라는 이야기가 의사들 사이에서 입에 오르내릴 정도이다.

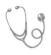

변비는 기상 직후의
물 한 잔으로 해소한다

고령자의 '변비'는 가볍게 볼 수 없는 증상이다. 심각한 질환을 일으키는 원인이 될 수 있기 때문이다.

일단 변비가 생기면 화장실에서 안간힘을 쓰게 되는데, 이때 혈압이 30~40이나 상승한다. 그 결과 심장이나 뇌질환이 생길 위험이 급격히 높아진다. 화장실에서 쓰러지는 사람이 적지 않은 이유도 변비와 관련이 깊다.

또한 변비가 만성화하면 장에 염증을 일으킨다. 따라서 대장암에 걸릴 위험성이 커진다.

게다가 장은 '제2의 뇌'라고 불리기도 하며 장에 이상이 생기면 스트레스의 원인이 된다. 최근에는 '변비는 우울증과 관계가 있다'는 연구 보고도 있다.

변비는 의학적으로 다양한 정의가 존재하지만, 여기서는 배변 횟수가 대략 주 3회 이하이면서 고통을 수반하는 경우를 변비라고 규정하고자 한다.

나이가 들면서 변비로 고민하는 사람들이 증가하는 첫째 이유는 '연령 증가로 장의 연동운동이 약해지기' 때문이다. 이를 예방하기 위해 가장 먼저 신경 써야 할 사항은 규칙적인 식사이다. 하루 세끼를 매일 비슷한 시간에 먹으면 식사 리듬이 일정해지면서 배변 리듬이 형성된다.

널리 알려진 바와 같이 식이섬유가 풍부한 식재료를 충분히 섭취하면 변비를 예방할 수 있다. 콩류(특히 완두콩과 강낭콩), 고구마, 브로콜리, 우엉 등의 채소와 건나물(무말랭이, 박고지), 해조(한천, 톳) 등을 식탁에 올리도록 하자.

또한 요구르트 같은 '발효식품'을 먹으면 장내에 유익균이 증가하여 변비 예방에 도움이 된다.

나아가 충분한 수분 보충도 중요하다. 변을 부드럽게

만들려면 틈틈이 수분을 보급할 필요가 있다. 특히 아침에 일어나자마자 물을 한 잔 마시면 수면 중에 손실된 수분을 보충할 수 있을 뿐만 아니라 장의 연동운동도 활발해진다.

음식과 더불어 운동도 중요하다. 고령자의 변비는 대부분 연동운동이 약해지면서 생기므로 운동을 통해 근력을 유지하면 변비를 예방할 수 있다. 또한 몸을 움직이면 장내의 변도 같이 움직이므로 이 역시 변비 해소로 이어진다.

한편 운동 부족으로 변이 장내에 오래 머물면 장이 수분을 흡수하여 변이 단단해지면서 더 심각한 변비로 이어진다.

이상으로 변비를 예방하는 다양한 방법을 알아보았는데, 한편으로는 변비에 '필요 이상으로 신경을 쓰지 않는' 자세도 중요하다. 날마다 변을 보지 못하더라도 본인이 '괴롭다'고 느끼지 않는다면 그다지 문제가 되지 않는다. 화장실에 갔는데 소식이 없다면 '언젠가는 나오겠지' 하고 편안한 마음을 갖도록 하자. 배변 고민으로 기분이 우울

해지는 것이 고령자에게는 훨씬 더 심각한 문제이다. 또
마음이 편안해야 장의 연동운동도 활발해진다.

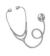

세계에서 가장 우수한
'요실금 패드'와 기저귀를 활용한다

현재 적어도 약 400만 명의 고령자가 '요실금'으로 고민하고 있다고 추정한다. 그중 여성이 남성의 2배 이상을 차지하는데 요실금은 특히 고령 여성에게 심각한 문제이다.

나는 요실금으로 고민하는 사람들에게 '요실금 패드를 부착하는 팬티'를 이용하라고 권한다.

실제 나 역시 요실금 팬티를 입고 있다. 나는 이제 환갑을 갓 넘긴 나이이지만 심부전 치료를 위해 이뇨제를 쓰고 있어서 화장실을 매우 자주 가고, 30분에서 1시간 정도밖에 참지 못한다.

특히 코로나19가 유행한 이후에는 편의점 화장실을 좀 처럼 이용하지 못해서 외출 시에 곤란한 적이 많았다. 그 래서 요실금 패드가 달린 팬티를 입게 되었다. 다소 번거 롭기는 하지만 밖에서 화장실을 찾아다닐 때보다 훨씬 쾌 적하게 지낸다.

요실금 패드는 남성용과 여성용으로 나뉘는데, 남성용 은 전방을 커버하는 부채꼴 모양이고 여성용은 생리대 같 은 직사각형 모양이다. 크기와 두께는 필요한 소변 흡수 량에 따라 다르므로 증상과 용도에 맞게 고르면 된다. 예 를 들어 가정 내에서 사용할 때는 작고 얇은 소량용 패드 를 사용하고, 장시간 외출할 때는 크고 두꺼운 대용량 패 드를 사용하는 등 상황에 맞게 구분해서 쓰면 한결 쾌적 하게 생활할 수 있다. 가격은 한 장에 대략 몇백 원 정도 이다.

'요실금 패드라니, 사용하고 싶지 않아'라고 생각하는 마음은 충분히 이해가 간다. 그렇지만 요실금 팬티나 생 리용품 같은 일본의 '흡수계' 제품은 세계에서 품질이 가장 우수하다. 무슨 일이든 직접 경험해봐야 알게 마련이다. 시도해보지 않을 이유가 없다.

또한 기저귀도 적극적으로 이용하는 편이 좋다. 기저귀를 착용하면 안심하고 외출할 수 있고, 밤에도 마음 놓고 잘 수 있어 수면의 질이 향상된다.

다시 개인적인 이야기를 해보자면, 나는 과민대장증후군도 있어서 만성적으로 설사를 하기 때문에 요실금 팬티에 이어서 기저귀도 조만간 착용하게 될 것 같다. 그때는 세계에서 가장 우수한 일본의 기저귀를 차고 생활의 질을 높일 것이다.

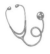

탈수증상은 따뜻한 물을
'조금씩' 마셔서 예방한다

여름철 학교에서 동아리 활동을 하다가 쓰러지는 학생들이 있는데 이때 쓰러진 학생들은 대부분 '탈수증상'을 보인다. 체내의 수분이 땀과 함께 배출되면서 신체 기능이 갑자기 떨어진 것이다.

인체의 60% 이상은 수분으로 구성되어 있어서 탈수증상이 진행되면 혈액이 끈적끈적한 상태가 된다. 혈액이 걸쭉해지면 순환이 순조롭지 못해서 몸 구석까지 산소나 영양소가 전달되지 못한다. 그리고 급격한 피로가 찾아오면서 어지럼증, 메스꺼움, 두통과 같은 증상이 나타난다.

또한 탈수증상이 진행되면 뇌경색이나 심근경색의 위험이 높아진다. 당연히 목숨을 좌지우지하는 심각한 질환이다. 동아리 활동을 하는 학생들도 걱정이지만, 내게는 고령자들이 더 걱정이다. 나이가 들면 다양한 이유로 탈수증상이 생기기 때문이다.

우선 고령이 되면 식사량이 줄어서 충분한 수분을 보충하기 어렵다. 게다가 체내에 저장할 수 있는 수분량도 감소한다. 나아가 갈증을 느끼는 능력도 떨어져서 갈증을 인지했을 때는 이미 심각한 탈수 상태일 가능성이 있다.

탈수증상이라고 하면 여름철이 위험하다고 여기기 쉽지만, 공기가 건조한 '겨울철'에도 주의가 필요하다. 여름뿐만 아니라 12월에서 3월에 이르는 추운 계절에도 의식적으로 수분을 보충해야 한다.

수분을 보충하는 요령은 상온의 물이나 따뜻한 물을 '조금씩' 마시는 것이다. 물은 아침에 일어나서 한 잔, 목욕 전후에 한 잔, 잠자리에 들기 전에 한 잔처럼 횟수를 늘려서 조금씩 자주 마시는 편이 좋다. 참고로 차와 커피는 이뇨 작용이 있으므로 탈수 대책으로는 적합하지 않다.

또한 젊은 사람의 탈수증상은 주로 야외에서 나타나지만, 고령자는 집에서 증상을 보일 때도 많으므로 종일 집에 있을 때도 수분 보충을 잊지 말도록 해야 한다.

특히 다음과 같은 증상을 느낄 때는 주의가 필요하다. '평소보다 목이 마르다', '입안이 끈끈하다', '음식이 깔깔하다', '소변의 색깔이 평소보다 진하다'와 같은 경우이다.

이럴 때는 보온병에 따뜻한 물을 넣어서 가까이에 두고 평소보다 더 자주 마시도록 한다.

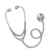

배와 등 근육을 단련하여
최대의 적 '허리 통증'을 예방한다

일본정형외과학회의 조사에 따르면, 현재 '허리 통증으로 고생하는' 사람은 대략 3,000만 명에 이른다고 한다. 전체 인구의 4분의 1에 달하는 엄청난 숫자이다. '어깨 결림 대국'이라고 불리는 일본인데, 한편으로는 '허리 통증 대국'이기도 하다.

허리에 만성적으로 부담이 가해지면 근육이 경직되고, 허리뼈나 엉덩뼈가 어긋나서 허리에 통증이 생긴다. 중증화하면 자리에서 일어나지도 못한다. 증상이 가벼울 때

손을 쓰지 않으면 일상생활조차 여의찮게 된다.

허리 통증은 대략 다음의 세 가지가 원인이다. 바로 '운동 부족', '잘못된 자세', '몸에 맞지 않는 의자'이다.

이 가운데 '운동 부족'과 '잘못된 자세'에는 상관관계가 있다. 자세를 똑바로 하려 해도 운동 부족으로 근육이 감소하면 올바른 자세를 유지할 수 없기 때문이다. 사람은 서 있을 때 다리 근육만이 아니라 전신의 근육, 특히 배와 등 근육을 이용하여 체중을 지탱한다. 배와 등 근육에 힘이 없으면 바른 자세를 유지할 수 없다.

그래서 중년까지는 배와 등 근육을 단련하는 운동을 추천한다. 하지만 고령자가 섣불리 등과 배 근육을 단련하면 자칫 몸을 상하기 쉽다. 이때는 역시 '걷기'가 제일이다. 되도록 등을 곧게 펴고 허벅지를 의식하면서 걸으면 다리 근육과 함께 배와 등 근육도 단련할 수 있다.

다음으로 '의자'는 높이와 각도를 조절할 수 있는 제품을 구입하는 것이 좋다. 업무용 의자만이 아니라 식탁용 의자도 조절이 가능한 제품을 고르도록 한다. 의자에 앉아서 어떤 일을 하느냐에 따라 자세는 달라진다. 자세에

맞도록 높이나 각도가 조절되면 허리가 편안한 자세를 유
지할 수 있다.

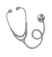

'호르몬 보충 치료'는
고령자를 너그럽게 만든다

　몸의 면역 기능과 대사 기능(영양소를 분해하여 신체에 필요한 물질로 바꾸는 기능)은 대략 70종류의 호르몬으로 제어된다. 이들 호르몬은 40대부터 분비량이 감소하기 시작하는데 특히 남성은 남성호르몬이, 여성은 여성호르몬이 감소한다.

　호르몬이 감소하면 심신에 다양한 증상이 나타난다. 두근거림, 과도한 땀, 화끈거림, 두통, 이명, 오한, 피로감, 권태감, 초조함, 불안감, 우울증 등이 그것인데, 이러한 증상을 총칭하여 갱년기 장애라고 부른다. 갱년기 장애는 여성뿐만 아니라 남성에게도 나타난다.

남성을 예로 들면, 70대 남성의 약 80%가 남성호르몬이 부족한 상태라고 한다. 남성호르몬은 주로 고환과 부신(콩팥 위에 있는 내분비 기관)에서 분비되는데, 나이가 들면서 이 두 기관의 기능이 쇠퇴하면서 호르몬의 분비량이 감소하기 때문이다.

이렇게 되면 신체적으로는 정력이 약해지고 근육이 잘 발달하지 않는다. 정신에도 큰 영향을 끼쳐서 의욕, 행동력, 집중력, 기억력 등이 쇠퇴한다. 또한 이성을 포함하여 사람에 대한 흥미가 떨어지고 사회성이 감소한다. '초로성 우울증'이나 '노인성 우울증' 진단을 받은 사람 중에는 남성호르몬이 부족한 사람이 상당수 포함되어 있으리라 생각된다.

그래서 나는 호르몬 수치가 현저히 떨어지면 남성과 여성 모두에게 '호르몬 보충 치료'를 권한다.

호르몬 보충 치료는 효과적인 안티에이징(노화 예방) 치료법이다. 남성의 경우에 근육량과 골량이 증가하고, 체

지방이 감소할 뿐만 아니라 정신적으로도 건강해지고 기억력도 개선된다. 최근 연구에서는 남성호르몬이 충분하면 '너그러워진다'는 사실이 밝혀졌다. 나 역시 이 주사를 맞고 있는데, 기운이 생기고 피로가 덜한 만큼 사람들에게 너그러워지고 대인 관계가 원만해지는 것을 실감한다.

호르몬을 보충하는 방법은 간단하다. 남성호르몬이나 여성호르몬을 먹는 약이나 주사로 투여하면 된다. 다만 문제는 일본의 경우에 갱년기 장애 진단이 없으면 보험을 적용받을 수 없다는 점이다. 다른 선진국에서는 호르몬 치료의 높은 효과를 인정하여 보험을 적용해주는 나라도 있지만, 일본은 아직 그렇지 못하다.

따라서 다소 비용이 들기는 하지만 명확한 근거가 있는 치료법이므로 효과가 보장되지 않은 건강식품에 돈을 쓰기보다 훨씬 더 현명한 소비라고 생각한다.

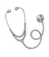

80세 이후에는
'건강검진'을 졸업해도 된다

전작 《80세의 벽》에서 "80세가 넘으면 건강검진을 받을 필요가 없다"라고 말한 후에 "선생님, 정말 받지 않아도 될까요?"라는 질문을 많이 받았다. 여기서 그 이유를 더 자세히 설명하고자 한다.

먼저 의료계에는 세계적으로 유명한 '조사'가 있다. 핀란드에서 생활습관병이 있는 사람 1,200명을 두 개의 그룹으로 나누어 15년 동안 추적한 조사이다.

두 그룹 중 한쪽은 15년 동안 건강검진을 받지 않고 의

사도 지시를 내리지 않는 '의료 방치 그룹'이고, 다른 한쪽
은 정기적으로 건강검진을 받고 의사도 지시를 내리는 '의
료 개입 그룹'이다.

조사 결과 15년간 사망자 수는 의료 방치 그룹이 46명
이었는데, 반면 의료 개입 그룹은 거의 그 50%나 많은
67명이었다. 건강검진이나 의사의 지시가 무의미하기는커
녕 도리어 사망자 수가 증가한다는 결과가 도출된 것이다.

이 조사 결과는 서구 의료계에 충격을 주었고, 현재 미
국과 유럽에서 건강검진을 국가의 의료·건강 정책으로 채
택하고 있는 나라는 존재하지 않는다. 특히 매년 동일한
항목을 지속적으로 검진하는 나라는 전 세계에 일본과
한국 정도밖에 없다.

현재 일본에서는 '장기별'로 검사를 진행하는데 이는
'환자를 제조하는 시스템'이나 마찬가지이다. 충분한 근거
가 확립되지 않은 '정상 수치'를 정해두고 그 수치에서 벗
어나면 '질환'이라고 판정한다. 질환 판정을 받은 사람은
먹지 않아도 될 약을 먹고, 하지 않아도 될 수술을 하면
서 건강수명을 단축한다. 이것이 지금의 현실이다.

고령이 되면 검사에서 다소 '이상 수치'가 발견되는 것은 당연한 결과이다. 검사 결과표의 위에서 아래까지 이상 수치로 도배되어 있다고 해도 80대까지 살아 있다면 그 자체로 충분히 건강하다는 뜻이다. 그런데도 장기 하나하나의 수치에 집착하여 수치를 올리거나 내리기를 목표로 하면 오히려 전체적인 건강을 해칠 우려가 있다.

예를 들어 고혈압 판정을 받고 저염식을 통해 검사 수치가 다소 개선되었다고 가정해보자. 그러나 하루하루 맛이 별로 없는 저염식을 먹으면서 '음식'에 대한 즐거움을 잃게 되면 도리어 몸 전체의 면역력을 상실할 가능성이 높아진다. 물론 심리에도 부정적인 영향을 끼친다.

나는 의사로서 '장기 하나하나의 수치는 개선되었지만, 전체적으로는 건강이 악화된' 사례를 질릴 정도로 많이 보아왔다. 검사 수치의 정상화에만 집착하여 암울한 생활이 되지 않도록 주의해야 한다.

게다가 검진 그 자체에 해로운 측면도 있다. 검진에서는 흉부 엑스레이 촬영을 하는데 이는 방사선을 쏘인다는 뜻이다. 방사선 위험이 크다는 사실은 이제 세계적으로 공통된 인식이다.

WHO(세계보건기구)는 60년 정도 이전인 1964년에 이미 흉부 엑스레이 촬영에 대해 중단 권고를 내린 바가 있다. 하지만 일본의 후생노동성은 안타깝게도 세기가 바뀐 지금까지도 흉부 엑스레이 촬영에 제동을 걸지 않고 있다.

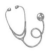

좋은 의사인지 판단하려면
'불만'을 제기해본다

고령이 될수록 병원을 찾는 횟수가 늘어나므로 '주치의'와의 궁합은 한층 더 중요해진다.

의사를 선택할 때 가장 중요한 사항은 학력도 직함도 아니다. '환자의 이야기에 얼마나 귀를 기울이느냐'이다. 환자의 말을 제대로 듣지 않고 컴퓨터 화면을 보면서 검사 수치만 확인하는 의사나, 자신이 내린 진단에 집착하여 환자의 호소에 귀 기울이지 않고 치료법을 강요하는 의사에게 진료받으면 수명이 단축될 우려가 있다.

예를 들어 당신이 처방 약을 먹고 몸이 나른해져서 의사에게 상담했다고 가정해보자. 이때 적절한 대응을 하지 않고 계속 같은 약만 처방한다면 이런 병원에는 다니지 않는 편이 낫다.

또 이런 호소를 했을 때 "조금 더 상황을 지켜봅시다"라고 하는 의사도 피하는 것이 좋다. 말은 친절한 듯 보여도 자신의 치료 방침을 고수하는 '결과'는 같기 때문이다. 그런 종류의 의사는 아마도 다른 치료법을 모를 가능성이 있다. 그래서 '의사용 지침서'의 첫 부분에 나오는 치료법을 고집할 수밖에 없는 것이다.

한편 임상 경험이 풍부한 의사는 환자의 이야기에 충분히 귀를 기울이게 마련이다. 특히 고령자는 개인차가 커서 똑같은 약을 먹어도 효과가 좋고 부작용도 없는 사람이 있는가 하면, 효과는 없으면서 부작용만 나타나는 사람도 있다. 경험이 풍부한 의사는 이러한 일을 충분히 숙지하고 있어서 온몸으로 환자의 목소리를 들을 수 있다. 적어도 환자가 "이 약을 먹으면 몸이 나른해집니다…"라고 호소했을 때 보통 이상의 의사라면 "그럼 다른 약으로 바꿔봅시다"라고 대답할 것이다.

따라서 주치의의 역량을 '진단하기' 위해 한 가지 정도 불만을 호소해보는 것도 괜찮은 방법이다. 약 부작용에 관해서도 좋고, 붕대가 너무 꽉 조여서 아프다고 해보는 방법도 좋다. 이런 호소를 듣고 바로 개선을 시도하는 의사가 좋은 의사이다.

또 처음 진료받을 때 의사가 무엇을 어떻게 묻는지 환자도 주의 깊게 의사를 '진찰'할 필요가 있다. 초진할 때 의사가 환자에게 하는 질문은 대체로 어느 진료과나 거의 비슷하다. "어디가 불편한가요?"로 시작하여 '언제부터', '어떻게', '어떨 때', '얼마나', '그밖에는'으로 이어진다.

이런 기본적인 문진조차 소홀히 하는 의사는 '돌팔이'라고 보아도 무방하다. 그런 의사를 만났다면 다른 의사를 찾아보는 것이 현명하다.

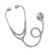

전화 응대, 공기청정기와
가습기 유무를 확인한다

　이 밖에 주치의를 선택할 때 주의할 점을 정리하면 다음과 같다.

　우선 당연한 이야기이지만 '다니기 편한 병원'을 선택해야 한다. 통원하는 데 걸리는 시간 이외에도 대기 시간이나 주차 공간도 판단 요소가 된다. 평판이 좋거나 지인이 권유한 곳이라고 해도 통원에 시간이 걸리는 병원은 피하는 편이 바람직하다. 병원에 다니는 것만으로도 지치기 때문이다.

크게 힘들이지 않고 다닐 만한 병원을 찾았다면 방문하기 전에 먼저 전화를 한 통 해보도록 한다. 전화에 응대하는 방식을 확인하기 위해서이다. 질문은 '주차 공간'이나 '한가한 시간'을 묻는 정도가 무난하다. 이런 질문에 응대가 허술한 병원은 의욕이 없거나 일손 부족으로 전화를 받기도 힘든 상태일 가능성이 있다. 두 곳 모두 피하는 편이 낫다.

그리고 병원에 가면 대기실에 공기청정기나 가습기가 놓여 있는지 확인하도록 한다. 이러한 비품은 병원 내 감염을 방지하기 위한 필수품이다. 이런 물품이 비치되지 않았다면 감각이 뒤떨어지고 배려가 부족한 병원이라고 보아도 무방하다. 물론 청결하고 구석까지 정리 정돈이 되어 있는지, 일하는 직원이 활기가 있는지 등도 함께 관찰한다.

진찰실에 들어가면 앞서 말했듯이 환자도 의사를 세심하게 '진찰'해야 한다. 거듭 강조하지만, 가장 중요한 점은 환자의 이야기를 귀담아듣느냐이다. 어느 정도 소양이 있는 임상의라면 특히 고령자에게는 앞서 언급한 기본적인 질문 이외에 '과거의 병력'에 대해서도 자세히 물을 것이다.

의사가 치료 방침이나 처방 약에 대해 상세히 설명하는지도 환자가 의사를 '진찰'하는 포인트이다.

그리고 그 이상으로 중요한 점이 대기실에 있는 환자들의 모습이다. 환자들이 건강하면 환자에게 맞추어 적당량의 약을 처방하는 의사이고, 그렇지 않으면 약을 지나치게 많이 처방하는 의사라고 판단할 수 있기 때문이다.

지금까지 언급한 내용은 '치과의사'를 선택할 때도 마찬가지이다. 아울러 치과의사의 경우에는 '보험 치료와 자비 치료'에 대해 자세히 설명해주는지도 중요한 평가 포인트가 된다.

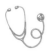

수술 건수가 많은 병원을
알아보고 선택한다

그렇다면 수술이 필요한 큰 병이 있을 때는 어떻게 '병원'을 선택해야 할까? 이때는 먼저 컴퓨터로 각 병원의 홈페이지에 들어가서 '치료 실적(지난 1년간의 수술 건수 등)'을 조사해야 한다. 그리고 당신이 앓고 있는 질환에 대해 치료 경험이 풍부한 병원을 찾아야 한다. 이는 매우 중요한 과정이므로 컴퓨터가 능숙하지 못한 사람은 가족의 도움을 받아서 조사하도록 하자.

최근에는 많은 병원이 홈페이지에 그동안 실시한 '수술

건수'를 공개하고 있다. 수술 건수가 많은 병원일수록 그 수술에 숙련되어 있다고 판단할 수 있다.

의료계에서는 수술을 많이 하는 병원을 '하이볼륨센터'라고 부르는데, '하이볼륨센터일수록 수술 성적이 우수하다'는 사실을 보여주는 논문도 있다.

요즘은 전국 병원의 치료 실적과 수술 건수를 일람할 수 있는 사이트도 있어서 이를 이용하면 신속하게 검색할 수 있다. 이렇게 찾은 병원의 치료 실적을 확인하고 나면 되도록 의사별 수술 건수도 조사하도록 한다. 이를테면 심장외과에서는 '연간 200건 이상의 시술'을 한 의사를 명의의 조건으로 본다. 한편 치료 실적이 적거나 공개하지 않는 병원은 주의해야 한다. 이런 병원에서는 수술받지 않는 편이 좋다.

이런 관점으로 보면 타 병원에서 자주 추천하는 병원은 비교적 신뢰할 수 있다. 다만 고령자의 경우에는 수술을 선호하는 의사가 오히려 해가 될 수도 있으므로 이 부분은 주의하여 판단할 필요가 있다. 의사 맛집 로그 같은 후기 사이트가 생겨도 괜찮을 것 같다.

병원을 고르고 담당의가 결정되면 외래를 담당하는 의사가 실제 집도까지 진행하는지 확인한다. 수술의가 외래 진료까지 담당하면 환자의 질문에 더 정확하게 대답할 수 있기 때문이다.

- 체온을 떨어뜨리지 않으려면 '3개의 목'을 충분히 보온해야 한다. '3개의 목'이란 목, 손목, 발목이다.

- 고령자는 혈당치를 지나치게 떨어뜨리면 오히려 위험하다.

- 약을 대할 때 '편안해지면 먹고 불편해지면 먹지 않는다'라는 태도를 갖는다.

- 70~80대의 암은 일반적으로 진행이 느리기 때문에 그냥 내버려두어도 수술했을 때와 수명이 비슷할 가능성이 있다.

- 골다공증은 칼슘, 햇빛, 운동이라는 '세 기둥'으로 예방할 수 있다.

- 고령자는 온종일 집에 있을 때에도 수시로 수분을 보충해주어야 한다.

- 우울증을 예방하고 근육량과 골량 개선에 도움이 되는 호르몬 보충 치료는 명확한 근거가 있는 치료법이다.

- 80세가 넘으면 건강검진은 큰 의미가 없다. 실제로 매년 동일한 항목을 지속적으로 검진하는 나라는 전 세계에서 일본과 한국 정도밖에 없다.

3장

뇌와 마음의
자유를
허락한다

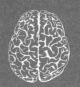

The wall
of
80 age

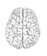

주 5일, 20분씩 걸으면
인지장애 발병률이 40% 감소한다

지금 일본에는 약 700만 명의 인지장애 환자가 있으며, 여기에 MCI라고 불리는 경도인지장애를 포함하면 2025년에는 1,000만 명을 넘어설 것으로 추정한다.

물론 인지장애는 고령이 될수록 발병률이 높아진다. 70~74세는 4.1%이지만 75~79세는 13.6%로 3배 증가한다. 80~84세는 21.8%이고, 85~89세는 41.4%로 2배 증가한다. 이후에도 90~94세는 60.1%, 95세 이상은 79.5%로 지속적으로 증가한다.

하지만 90~94세의 유병률이 약 60%라는 말은 반대로 나머지 약 40% 미만의 사람은 이 나이에도 '인지장애에 걸리지 않는다'는 뜻이 된다. 이 장에서는 이 그룹을 '머리가 맑은 그룹'이라고 칭하고, 단지 건강한 장수가 아니라 '건강한 뇌 장수'를 실현하는 방법을 소개하고자 한다. 한마디로 '인지장애'와 '연령 증가에 따른 뇌 쇠약'을 예방하는 방법이다.

이 둘은 의학적으로는 서로 다르다. 인지장애는 '질환'이고, 연령 증가에 따른 뇌 쇠약은 이른바 '경년 변화'이다. 나이가 들면 특별한 질환이 없어도 전신의 근육 위축이 나타나는 것처럼 뇌 위축도 나타난다. 다만 인지장애와 경년 변화는 고령이 될수록 실질적으로는 같아진다. 따라서 이 둘을 예방하는 '방법'에는 공통적인 사항이 많으므로 이 장에서 함께 설명하고자 한다.

뇌를 건강하게 하는 첫 번째 방법은 '외출'이다. 외출을 하면 집에서 시간을 보낼 때보다 더 많이 '걷게' 된다. 발은 머리(뇌)와 가장 멀리 있지만 '걷기'는 뇌와 밀접한 관계가 있다.

고대 그리스의 명의 히포크라테스는 2,400여 년 전에 이미 보행과 뇌의 상관관계를 깨달았고, "걸으면 머리가 가벼워진다"라는 말을 남겼다. 이 선현의 직관을 현대 의학이 증명했는데, 일주일에 90분(하루 10여 분 정도) 걷는 사람은 일주일에 40분 미만으로 걷는 사람보다 양호한 인지 기능 상태를 유지한다는 사실을 알게 되었다.

또한 '일주일에 5번, 20분씩 걸으면 인지장애 발병률이 40% 감소한다'는 연구도 있다. 그리고 동물실험에서는 '쥐에게 운동을 시켰더니 알츠하이머병의 원인 물질이 축적되지 않았다'고 하는 보고도 있다.

걷기를 통해 뇌 기능이 개선되는 주된 이유는 걸을 때 다리 근육을 비롯해 배, 등, 팔 등의 전신 근육을 함께 사용하기 때문이다. 근육 내에 있는 '근방추(실제로 방추형이다)'라고 불리는 지각신경의 말단은 걷기를 통해 자극되어 뇌로 전류를 전달한다. 근육은 체중의 절반을 차지하는 만큼 근육을 통한 자극은 뇌에 큰 자극을 준다.

그리고 뇌가 작동하려면 충분한 양의 혈류가 필요한데 걸으면 혈액순환이 개선되어 뇌 내의 혈류량(=산소량)이 증가한다. 산책 중에 문득 신선한 아이디어가 떠오르거나 새로운 시야가 열리는 이유도 이 때문이다.

걸을 때는 산책하듯 편안하게 걸어도 좋지만, 건강한 사람은 가슴을 펴고 팔을 크게 흔들면서 보폭을 키워 걷는 편이 좋다. 그러면 몸에 더 큰 부하가 발생하여 심폐 기능을 단련할 수 있다.

심장과 폐가 충실히 기능하면 뇌에 충분한 혈액과 산소가 전달되기 때문에 뇌 기능이 한층 더 활발해진다. 심폐 기능 유지는 뇌 기능 유지로 직결되는 것이다.

일주일에 두 번
루틴을 바꾸어본다

의사들 사이에는 "개업의는 인지장애가 되지 않지만, 대학 의사는 인지장애가 되기 쉽다"라는 말이 있다. 개업의는 1년 365일 다양한 '변화(대부분 작은 트러블)'에 대응하지만, 대학 의사는 업무가 루틴화하는 경향이 있기 때문이다.

뇌 중에서도 특히 전두엽은 예상 밖의 상황에 대응하는 역할을 하기 때문에 변화가 없는 생활이 지속되면 깊은 잠에 빠져든다. 고령이 되면 하루하루 똑같은 일상이 반복되기 쉬우므로 뇌를 깨우기 위해 의식적으로 삶에 변화를 주어야 한다.

목표는 일주일에 두 번(1년에 100번) '평소와 다른' 일을 하기이다.

환자에게 이렇게 권했다가 "선생님 말씀 중에 이것이 가장 어렵다"라는 대답을 들은 적이 있다. 확실히 고령이 되면 과거에 한 번도 해보지 않은 일에 도전하기가 쉽지는 않다. 하지만 '완전히 다른 일을 하라'는 뜻이 아니다. '평소와 다른' 아주 작은 일이라도 상관없다. 그것만으로도 뇌는 충분히 자극을 받는다.

예를 들어 고령이 되면 슈퍼에 갈 때마다 '같은 물건'을 산다. 기호가 고착되면서 식빵은 이것, 아이스크림은 저것처럼 매번 동일한 제품을 바구니에 담게 되는 것이다. 이러면 대학 의사와 마찬가지로 루틴화가 되어 뇌를 자극할 수 없다.

모처럼 장을 보러 나갔으니 갈 때마다 다른 상품을 구매해보면 어떨까. 빵은 평소에 먹던 멜론빵 대신 다른 빵을 골라보고, 사탕도 늘 먹던 감로사탕이 아니라 다른 맛을 시도해본다. 반찬도 즐겨 먹는 가다랑어포 다시마가 아니라 생강 다시마를 사본다. 이처럼 '평소와 다른' 일에 도전하는 것이다.

이는 물론 식품에만 국한된 이야기가 아니다. 화장지의 종류를 바꾸어도 되고, 안약 회사를 바꾸어도 된다. 이렇게 일상에 '작은 변화'를 주면 된다.

물론 바꿔서 실패할 때도 있다. 그렇지만 그런 시행착오가 뇌의 '나태'를 방지한다. 운이 좋으면 '이 맛도 괜찮네!'라는 생각이 들 수도 있다. 이 '!'가 붙은 발견이 뇌에 큰 자극이 된다.

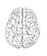

'3~5줄 일기'를
손으로 쓴다

하야시 마리코의 소설 《이왕가의 혼담》은 나시모토 이
쓰코 비가 쓴 장대한 일기가 바탕이 되어 탄생한 걸작이
다. 나는 지금까지 왕족이나 귀족의 내면을 이렇게까지
생생하게 담은 작품을 본 적이 없다.

주인공 이쓰코 비는 전쟁 이전부터 이후에 이르는
77년 동안 일기를 썼고, 94세까지 장수했다. 나는 이쓰
코 비의 장수 비결 중 하나가 바로 '일기 쓰는 습관'이었다
고 생각한다.

일기를 쓰는 습관은 뇌와 몸에 긍정적인 영향을 준다. 일기를 쓰려면 그날 있었던 일을 '떠올리는' 과정이 필요하다. '누구와 만나고 어떤 이야기를 나누었는지', '무엇을 먹고 어떤 맛을 느꼈는지' 등을 생각해내는 과정은 훌륭한 '상기 훈련'이 된다.

이렇게 말하면 "나이가 들면 일기에 쓸 이야기가 없어요"라고 대답하는 사람이 있다. 그렇지만 '쓸 일이 없는 하루'야말로 일기를 쓰고 뇌를 단련할 기회이다. 아무 일도 없었다고 생각하는 하루에서 쓸 만한 가치가 있는 일을 발견하는 과정은 고도의 두뇌 체조가 된다.

사실 곰곰이 생각해보면 '아무 일도 없었던' 하루에도 분명 여러 일이 있었을 것이다. 온종일 집에서 TV만 본 날도 가장 재미있었던 프로그램, 인상 깊었던 프로그램에 대해 3줄에서 5줄 정도 소감을 쓰면 된다.

일기 쓰기는 기억력뿐만 아니라 자율신경을 조절하는 데도 도움을 준다. 일기를 쓰면 호흡이 안정되면서 교감신경이 우위인 상태(긴장 상태)에서 부교감신경이 우위인 상태(이완 상태)로 전환된다. 따라서 자율신경의 안정에 도움이 된다.

또한 일기를 쓰면 '감정' 상태가 좋아진다. "일기란 자기 자신과의 대화다"라는 톨스토이의 말을 인용할 필요도 없이 일기를 쓰면서 자신의 감정을 글자로 옮기면 자기 자신을 객관화하게 된다. 이 과정이 감정 상태를 안정시킨다.

그리고 일기는 컴퓨터로 치기보다 일기장에 손으로 쓰기를 권한다. 펜으로 글을 쓰는 과정은 키보드를 두드릴 때보다 훨씬 더 복잡한 '수작업'을 동반하기 때문이다. 손을 쓰는 과정이 복잡할수록 뇌에 자극이 된다.

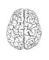

도서관에 간 김에
책을 한 권 빌려 오자

고령자 중에는 날마다 '도서관'에 다니는 사람이 많다. 매일 신문을 읽기 위해 가는 사람도 적지 않은 것 같다. 이 역시 매우 좋은 습관이다. 도서관까지 왕복하면 운동도 되고, 오가는 길에 햇볕을 쬘 수 있기 때문이다.

다만 애써 도서관까지 갔는데 신문만 읽고 돌아오기에는 조금 아깝다는 생각이 든다. 도서관에 갈 때마다 책을 한두 권씩 빌려보면 어떨까.

가령 요즘 같을 때는 우크라이나와 러시아에 관한 책이

나 기후위기에 대한 책을 빌려보는 것도 좋을 것이다. 세계의 주요한 이슈와 트렌드에 관심을 갖는 것은 고령자에게도 꼭 필요한 일이다.

그리고 빌린 책을 전부 다 읽을 필요는 없다. 슬슬 넘겨보다가 재미있어 보이거나 흥미로워 보이는 곳을 골라서 읽고 덮어도 된다.

뒤에서 다시 언급하겠지만 '하루 6분간의 독서'만으로도 심신에 긍정적인 영향을 줄 수 있다. 마음이 가는 대로 다양한 장르의 책을 읽다 보면 뇌가 활성화하여 인지 장애가 예방된다. 군데군데 읽거나 건너뛰면서 읽는 방법도 훌륭한 독서 습관이다.

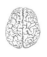

요리는 '듀얼태스킹', 뇌를 활성화한다

'듀얼태스킹'이라는 말이 있다. '이중작업'이라고 번역되는데, 한마디로 두 가지 일을 동시에 한다는 뜻이다. 이른바 '~하면서 작업'이다.

인지장애의 발병이나 진행을 예방하는 데는 듀얼태스킹이 효과적이다. 동시에 여러 일을 하면 한 가지 일을 할 때보다 뇌의 다양한 부위를 복잡하게 작동시켜야 하기 때문이다. 가까운 예로 '요리'는 전형적인 듀얼태스킹이다. 요리를 할 때는 칼질을 하면서 된장국을 끓이거나 전자레

인지를 돌리면서 음식을 볶는 것처럼 동시에 여러 작업을 수행할 필요가 있다.

이렇게 동시에 여러 작업을 하면 뇌는 평소보다 더 복잡한 정보를 처리한다. 이 과정이 인지장애를 예방하고 진행을 막는다.

또 요리를 할 때는 손으로 섬세한 작업을 해야 하는데 손을 움직이면 뇌의 혈류량이 약 10% 상승한다고 알려져 있다. 손놀림이 뇌의 활성화로 이어지는 것이다.

여기에 요리를 하려면 '계획력'이나 '판단력'이 필요하다. 예를 들어 '냉장고에 남은 식재료를 조합하여 어떤 주요리와 반찬을 만들지'를 생각하려면 상당한 '계산력'이 필요하다. 이러한 '연산'이 뇌를 활성화한다. 정년퇴직할 때까지 주방에 서본 적이 없는 남성도 요리를 노후의 '일'이나 '취미'로 삼아보면 어떨까.

아울러 요리는 전신 운동도 된다. 10분 정도 서서 요리하면 700보를 걸었을 때와 동일한 칼로리(약 20킬로칼로리) 소모가 일어난다. 하루 세 번 부엌에 서면 2,000보 정도를 걸은 셈이 된다.

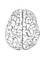

대충 때우거나 참으면
면역력이 떨어질 수 있다

2019년 WHO가 인지장애 위험을 낮추기 위한 지침을 발표했다. 이 항목에서는 WHO 지침을 참고하여 다양한 인지장애 예방법을 소개하고자 한다.

- **사람들과 자주 어울린다** 사람들과의 소통은 최고의 두뇌 훈련이다. 반대로 WHO에서 지적하는 '사회적인 교류 부족'은 인지장애를 일으키는 중대한 위험 요인이다. 고령이 된 후에도 가급적 사람을 만나고 이야기를 나누

어야 한다. '가족과의 대화', '사회와의 접촉'이 인지장애를 예방한다.

- **'수면 부족'을 방지한다** 잠을 잘 때 뇌 내에서는 뇌척수액이 순환하면서 노폐물을 배출한다. 따라서 수면시간이 짧고 질이 나쁘면 알츠하이머형 인지장애를 일으키는 물질의 축적이 진행된다고 보고 있다. 다음 장에서 '숙면'을 위한 팁을 소개하니 참고하기를 바란다.

- **아침 햇볕을 쬔다** 아침 햇볕을 쬐면 뇌 내 신경전달물질인 세로토닌의 분비가 촉진된다. 그러면 우울증이 예방될 뿐만 아니라 수면 호르몬인 멜라토닌이 다량으로 생성된다.

- **꼭꼭 씹는다** '깨물근'을 많이 움직이면 그 자극으로 뇌에 더 많은 혈액이 전달되어 뇌 기능이 활발해진다. 또한 음식을 씹으면 치아의 치근막이 압력을 받는데 이 자극이 뇌를 건강하게 한다.

- **먹고 싶은 음식을 먹는다** 고령자에게 '절제'나 '참기'는 목숨을 위협하는 원인이 될 수 있다. '때운다'는 말은 저칼로리·저영양이라는 말과 같다. 절제하기보다 먹고 싶은 음식을 먹어야 뇌와 면역 기능이 건강하게 돌아간다.

- **노래한다** '노래'를 부르면 저절로 복식호흡이 되면서 더 많은 '산소'를 받아들이게 된다. 뇌에도 충분한 산소가 도달하면서 활성화한다.

- **'아주 작은 여행'을 떠난다** 낯선 장소에 가면 자동으로 뇌가 활발하게 움직인다. 미지의 환경에서는 호기심이 향상되고 관찰력과 주의력이 작동하기 때문이다. 꼭 '멀리 떠나라'는 말이 아니다. 평소 이용하는 노선 중에 한 번도 내려본 적이 없는 역에서 내려 잠시 산책하는 정도로도 괜찮다. 이런 작은 여행의 '방문지'에서도 뇌는 활발하게 움직인다.

뼈는 물론 뇌 보호를 위해
칼슘을 섭취한다

고령자에게 칼슘이 부족하면 뇌 기능이 떨어지고 기억력이 나빠진다고 알려져 있다. 그 메커니즘은 대략 다음과 같다.

뇌 내에서 정보와 자극은 신경전달물질의 방출을 통해 신경세포로 전달된다. 칼슘은 그 '방출 스위치'의 역할을 한다. 따라서 칼슘이 부족하면 신경전달물질이 충분히 분비되지 못한다.

게다가 뇌는 칼슘이 부족하다고 인지하면 뼈에 저장된

칼슘을 '녹이라'고 명령한다. 그 결과 골밀도는 한층 더 감소한다.

이런 곤란한 사태를 막으려면 평소 식사를 통해 적당량의 칼슘을 섭취해야 한다. 칼슘을 가장 효과적으로 섭취할 수 있는 식품은 우유이다. 앞에서도 설명했듯이 우유의 칼슘은 흡수율이 높기 때문에 하루에 필요한 칼슘양의 절반 이상을 흡수할 수 있다. 우유를 마시면 속이 불편한 사람은 요구르트나 치즈를 먹으면 된다.

또 일본에는 '작은 생선'을 먹는 식문화가 있다. 뼈째 먹는 생선의 칼슘 흡수율은 우유만큼 높지는 않지만, 반찬으로 먹으면 뇌에 분명히 도움이 된다.

뇌에 좋은 'DHA'는
회로 먹어야 가장 효율적이다

생선에 포함된 DHA(도코사헥사엔산)에 뇌 기능을 높이는 효과가 있다는 사실은 널리 알려져 있다. 이 효과는 영국 연구자들이 '일본 어린이의 똑똑한 두뇌'에 주목하면서 발견되었다.

영국 뇌영양화학연구소의 마이클 크로포드 교수는 '일본 어린이들의 높은 IQ(지능지수)'에 주목하여 연구를 거듭했고, 그 이유를 '일본의 어린이는 DHA가 포함된 생선을 많이 먹기 때문'이라고 보고했다.

이 보고를 접한 일본의 농림수산성 식품종합연구소에서 쥐 실험을 한 결과 DHA를 섭취한 쥐의 판단력과 기억력이 확실히 향상된다는 사실을 알게 되었다.

그 이유는 DHA가 시냅스를 만드는 세포막의 재료가 되기 때문이다. DHA를 섭취하면 시냅스(신경세포 접합부)가 증가하여 뇌 기능이 향상된다. 반대로 DHA가 부족하면 시냅스가 열화하여 정보 전달이 원활하지 못하고, 고령자의 경우 인지장애의 원인이 되기도 한다.

최근에는 '머리가 똑똑해지도록' 유아에게 DHA를 먹이는 부모가 늘고 있는데 DHA는 고령자가 적극적으로 섭취해야 하는 영양소 중 하나이기도 하다.

DHA는 생선 중에서도 특히 참치, 방어, 고등어, 꽁치, 정어리에 다량으로 함유되어 있다. 그리고 회로 먹을 때 DHA를 가장 효율적으로 섭취할 수 있다. 조리거나 구우면 DHA의 20%가 손실되고, 기름에 튀기면 약 절반이 사라지기 때문이다.

회 이외에 추천하는 생선 요리는 고등어 된장조림이다. 고등어의 DHA 함유량은 등푸른생선 중에서도 정상급이다. 고등어와 대두 식품인 된장을 넣어 만든 고등어 된장 조림은 고령자에게 아주 좋은 음식이다.

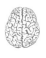

감정의 노화를 막으려면
하루 1분 '왜?!'라고 의문을 가진다

뇌의 신경세포는 '시냅스'라고 불리는 연결부에 의해 이어진다. 이곳을 통해 신경세포가 이어지면서 인간은 정보를 교환하고, 생각하고 느끼고 움직인다.

시냅스의 정보 전달은 평소에 머리를 자주 쓰는 사람일수록 그 기능이 원활하다. 반대로 별로 머리를 쓰지 않는 사람은 신경세포의 연결이 원활하지 못해서 뇌 기능이 쇠퇴한다.

따라서 '머리가 맑은 그룹'에 들어가려면 평소에 머리를 많이 써야 한다. 일반적으로 내장 기관은 과부하가 걸리면 문제가 생기지만, 뇌는 쓸수록 건강해지는 흔치 않은 기관이다.

우리는 일상생활에서 머리를 많이 쓰는 것처럼 느끼지만 실은 별로 사용하지 않는다. 앞에서 '대학 의사는 인지 장애가 되기 쉽다'고 했는데, 좋게 말해서 '평온한 삶', 나쁘게 말해서 '변화가 없는 삶'을 사는 사람일수록 이러한 경향이 강하다. 특별한 문제가 없으니 하루하루 똑같은 일상을 보내게 되고, 그 결과 머리를 쓸 필요가 없어서 사고 회로가 녹슬어버리는 것이다.

따라서 뇌의 쇠약을 막기 위해 매일 '왜?!'라고 질문하는 습관을 지니기를 권한다. 단순한 '왜?'가 아니라 느낌표가 붙은 '왜?!'이다. '왜?'는 단순한 의문이지만 '왜?!'는 감정을 수반하는 의문이다.

예를 들면 신문이나 텔레비전에서 사건이나 사고 소식을 접하면 '왜?!' 그런 일이 발생했는지 30초 정도면 되니 스스로 생각해보도록 하자.

인간은 '감정'부터 노화한다. 그러므로 이렇게 감정을

수반하는 문제를 스스로 설정하고 사고하면 **뇌의 쇠약을**
막을 수 있다.

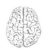

절약이 아닌 낭비가
노화를 예방한다

'돈을 쓰는' 일은 '뇌를 쓰는' 일이다.

예를 들어 물건을 구매할 때는 상품을 면밀히 관찰하고 다른 상품과 비교하면서 예산 내에서 최선의 물건을 선택할 필요가 있다. '구매'는 관찰력이나 판단력을 발휘하는 창의적인 행위이다. 물론 이런 과정은 인지장애 예방으로 이어진다.

그래서 나는 특히 고령의 남성에게는 일상에서 필요한 물품을 '스스로 고르고 사라'고 권한다. 아내에게만 맡기지 말고 자기 옷이나 양말, 속옷 등은 스스로 구매해야 뇌가 잠들지 않는다.

젊은 사람 중에 '의욕이 없다', '무슨 일을 해야 할지 모르겠다' 같은 우울 증상을 보이는 사람과 상담해보면 생필품을 어머니가 대신 사다 주는 사람이 많다는 사실을 알게 된다. 이렇게 남에게 의존하는 상황에서는 당연히 '자발적으로 무언가를 하려는' 의욕이 잘 생기지 않는다.

그리고 나는 한발 더 나아가 '돈을 팍팍 쓰라'고 권한다. 왜냐하면 건강해지려면 '절약이 아니라 낭비가 근본이 되어야' 하기 때문이다.

예를 들어 도쿄에 살고 있다면 이따금 긴자에 있는 제국호텔의 올드 임페리얼 바(Old Imperial Bar)에 가보면 어떨까. 라운지에서 여유롭게 커피를 마시고 케이크를 먹는 것이다. 비용은 약 2만 원 정도가 드는데 이렇게 '비일상을 구매'하면 뇌는 바로 활기를 되찾는다.

또한 자본주의 사회에서 '고객은 신'이다. 돈을 쓰면 매장에서 극진히 대접해주므로 자기애를 충족시킬 수 있다. 비록 직장에서는 은퇴했지만, 손님으로서 평생 현역을 유지하면 감정적인 측면에서도 인지장애를 예방할 수 있다.

호르몬 보충 치료나 미용 치료에 돈을 쓰는 방법도 추천한다. 보험이 적용되지 않는 치료가 많아서 비용이 어느 정도 들기는 하지만, 이를 통해 겉모습이 젊어지면 뇌도 젊어진다.

물론 이러한 투자는 주머니 사정에 여유가 있어야 한다는 조건이 동반되지만, 자녀나 손주에게 돈을 물려주어도 이른바 '상속 갈등'의 원인만 될 뿐 변변한 일이 생기지 않는다. 이 세상에서 자신이 번 돈은 자신이 다 써버린다. 이러한 사고가 진정한 의미의 '자녀 효도'이자 '손자 효도'라고 나는 생각한다.

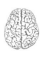

멋을 내면 행동반경이 넓어지고
감정이 젊어진다

정신 치료법 중에 '행동 치료'라는 것이 있다. '행동을 바꾸면 심리 상태가 바뀐다'는 사고에 기초한 치료법이다. 가령 우울증으로 '걸을 수조차 없는' 사람을 어떻게든 걷게 하여 '자신이 걸을 수 있다'는 사실을 체감하게 하면 우울증(마음의 상태)이 호전되는 경우가 많이 있다.

고령자는 이 치료법을 참고하여 '혼자서 할 수 있는 행동 치료'를 생활에 도입하면 된다. 가장 간단한 방법은 '멋내기'이다.

멋을 내면 저절로 밖에 나가고 싶은 마음이 생기고, 사람들과 만나고 싶은 마음이 들면서 행동반경이 넓어진다. 이렇게 '행동'이 바뀌면 자연히 감정이 젊어지고 뇌가 활성화한다. 반대로 '나이도 많은데', '멋을 부릴 필요도 없는데'라고 생각하면 뇌는 쇠퇴한다.

한 달에 한 번 정도 잘 차려입은 정장으로 한껏 멋을 내고 외출하는 것도 좋다. 이처럼 평소와 다른 행동을 통해 생활에 변화를 주면 노화 방지에 도움이 된다.

물론 멋 내는 방법이 옷만 있는 것은 아니다. 이발소나 미용실을 바꾸어보는 방법도 있다. 평소 머리를 자르는 데 1만 원 조금 넘는 돈을 썼다면 가끔은 과감하게 5만 원 정도를 지불하고 지역에서 가장 고급 미용실을 방문해보면 어떨까. 새로운 '발견'이 있을 수도 있다.

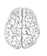

스트레스를 해소하려면
먼저 숨을 천천히 내쉰다

고령자에게 국한된 이야기는 아니지만 뇌의 최대 적은 '스트레스'이다. 스트레스가 한도를 초과하면 뇌가 손상을 입는다. 특히 큰 피해를 보는 곳이 '해마'라고 불리는 부위이다. 해마는 '기억의 입구'라고 불리기도 하는데, 이곳이 손상되면 새로운 일을 기억하기 힘들어진다.

그렇다면 고령자가 스트레스를 해소하려면 어떻게 해야 할까.

먼저 '공원욕'을 추천한다. 이는 '공원에서 삼림욕을 한다'는 뜻이다. '삼림욕'은 마음을 진정시켜주는 효과가 있지만 걸어서 갈 만한 거리에 적당한 숲이 없는 경우도 많다. 이럴 때는 가까운 공원을 이용하면 된다. 숲은 아니지만 나무는 사람의 마음을 진정시켜주는 효과가 있다. 또한 새소리도 마음을 안정시켜준다. 그리고 공원을 걸으면 적당한 운동이 되면서 마음이 편안해진다. 이러한 요소들이 합해져서 공원을 거닐다 보면 스트레스가 해소되는 것이다.

또 스트레스 해소법으로 '그림 그리기'도 추천한다. 우울증 치료법 중에 '예술 치료'라고 불리는 치료법이 있다. 그림이나 점토 세공으로 기분을 표현하면서 스트레스와 불안을 줄이는 치료법이다. 이 방법을 적용하여 앞서 말한 '공원욕'을 할 때 그림을 한 장 그려보면 어떨까.

아울러 그림은 감상만으로도 스트레스가 해소된다. 미술관에서 잠시 일상을 잊고 '아름다워!', '훌륭해!'라는 식으로 감정을 발산하면 스트레스를 해소할 수 있다. 사찰을 방문하여 불상을 관람해도 비슷한 효과가 있다.

마지막으로 '심호흡'이다. 혈액 속의 산소 농도가 감소하면 짜증이 나거나 감정이 불안해진다. 한편 혈액 속에 산소가 충분하면 스트레스에 대한 내성이 높아진다.

따라서 '오늘 이상하게 짜증이 난다'고 생각되면 우선 심호흡을 해보자. 먼저 숨을 천천히 내쉰 다음 다시 천천히 들이마신다. 그리고 이를 여러 차례 반복한다. 심호흡의 요령은 '먼저 숨을 내쉬는' 데 있다. 복부 밑바닥에서부터 숨을 완전히 내쉬고, 그 반동으로 천천히 숨을 들이마시는 것이다. 이를 반복하면 마음이 차분해진다.

'넋두리'를 할 수 있는 상대는
고령자의 재산이다

'넋두리'에 대한 인식은 일반적으로 부정적이다. 입 밖으로 내어봤자 아무 소용이 없다는 의미를 대표하는 말이다.

하지만 정신과 의사의 눈으로 볼 때 넋두리는 불필요한 것이 아니다. 마음의 건강을 유지하는 데 넋두리는 뛰어난 효과가 있다.

나 역시 넋두리를 통해 정신적으로 구원을 받은 적이 있다. 30대 초반 미국에서 정신분석을 공부할 때 심리적으로 상당히 궁지에 몰려 있었다. 영어가 서툴러서 토론에도 거의 참여하지 못했고, 인생 최대의 스트레스 상태에 빠져 있었다.

한편 미국에서는 정신분석가가 되려면 되고자 하는 본인도 정신분석을 받아야 한다. 나는 일주일에 5번이나 정신분석가에게 상담을 받았다. 나를 담당한 정신분석가는 내 서툰 영어를 잘 들어주었다. 내가 하는 말은 대부분 넋두리에 불과했지만 그 시간이 있었기에 미국 유학 생활을 어떻게든 견뎌낼 수 있었다.

나는 이 경험을 통해 '넋두리 효과'를 실감했다. 귀국 후에 정신과 의사로서 넋두리를 포함한 환자의 이야기를 귀기울여 들을 수 있게 된 것도 이 덕분이라고 생각한다.

넋두리는 스트레스를 배출하고 마음속을 '청소'하는 효과가 있다. 넋두리를 할 수 있는 배우자나 친구, 지인이 있다는 것은 고령자에게 재산이다. 그런 상대가 있다면 망설이지 말고 넋두리를 늘어놓도록 하자. 다만 그만큼 상대방의 넋두리를 들어주는 것도 잊지 말도록 한다.

- 일주일에 90분 걷는 사람은 일주일에 40분 미만으로 걷는 사람보다 양호한 인지 기능 상태를 유지한다.

- 뇌를 깨우기 위해 일주일에 두 번(1년에 100번) '평소와 다른' 일을 해본다.

- 일기 쓰기를 통해 쓸 만한 가치가 있는 일을 발견하는 과정은 고도의 두뇌 체조가 된다.

- 요리와 같이 손을 자주 움직이는 일은 뇌를 활성화시킨다.

- 칼슘이 부족하면 뇌 기능이 떨어지고 기억력이 나빠진다.

- 매일 '왜?!'라고 질문하는 습관은 뇌의 쇠약을 막을 수 있다.

- 일상에서 필요한 물품을 직접 고르고 사는 '소비' 활동이 뇌를 잠들지 않게 만든다.

- 이상하게 짜증이 난다면 심호흡을 해본다. 혈액 속에 산소가 충분하면 스트레스에 대한 내성이 높아지기 때문이다.

4장

안 되는 일은 훌훌 털어버리고, 잘 되는 일은 지속한다

The wall
of
80 age

로봇청소기에 의지해서라도
청소 습관을 유지하자

고령자에게 '집안일'은 훌륭한 운동이다. 청소, 요리, 빨래 같은 집안일은 편리해진 기기를 활용하면서 가능한 한 스스로 하기를 권한다.

건강하게 나이를 먹는 핵심 방법은 '참지 않기'와 '그만두지 않기'이다. 집안일을 하면서 잔존 능력을 꾸준히 사용하면 노쇠를 예방할 수 있다. 또한 인지장애 예방에도 도움이 된다. 집안일은 신체 운동뿐만 아니라 두뇌 체조도 되기 때문이다.

그러나 안타깝게도 신체 능력은 해가 갈수록 떨어진다. 그렇더라도 어떻게든 이어갈 방법을 모색해야 한다. 편리한 최신 기기를 이용하고, 도우미의 손을 빌리면서 부분적으로라도 집안일을 계속하는 편이 좋다.

우선 몸을 가장 많이 쓰는 '청소'를 어떤 방법으로 지속할지부터 이야기해보자.

청소에 대한 기본 방침은 나이에 맞게 '작업량'을 줄이면서 이어가는 것이다. 스스로 하는 청소가 과도한 피로를 초래하면 오히려 손해이기 때문이다.

먼저 지금까지 사용했던 청소기가 '무겁다'고 느껴지기 시작하면 최근에 유행하는 경량형 스틱 타입으로 교체한다. 요즘에는 1킬로그램 이하의 청소기도 판매되고 있다. 이 책의 무게가 약 160그램이니 6권 정도의 무게밖에 되지 않는다.

이조차 다루기가 힘들어지면 '룸바' 같은 청소 로봇이 등장할 차례이다. '룸바에게 맡기면 운동이 되지 않는다'고 생각하는 사람이 있을지도 모르지만, 로봇청소기도 고령자에게는 충분한 운동이 된다. 로봇청소기는 바닥의 높낮이 차이나 장애물에 취약하므로 방해가 되는 물건을 미리 치워두어야 한다. 또한 청소하려는 장소까지 청소기를 운반해야 하고, 청소기 자체를 청소할 필요도 있다. 이러한 과정도 고령자에게는 좋은 운동이 된다.

따라서 아직 건강한 70대에는 청소기를 이용하고, 80대에는 낙상 예방을 위해서라도 로봇청소기와 도우미에게 맡기는 것이 하나의 판단 기준이 될 수 있다.

고령이 되면 아무래도 청소를 꼼꼼히 하기 어렵다. 그러면 집 먼지가 늘고 진드기가 증식하여 건강 면에서도 해롭다. 또한 쓰레기가 떨어져 있으면 발에 걸려 넘어질 위험도 있다.

나아가 정신 위생 측면에서도 실내를 청결히 유지하는 일은 중요하다. 집 안이 어질러져 있으면 노화가 빨라진다. 다양한 방법을 활용하여 실내의 청결을 유지하도록 한다.

시니어 전용 안전 가스레인지로 요리한다

'요리'는 손가락과 머리를 함께 사용하는 작업이다. 요리를 지속하는 것도 노쇠나 인지장애를 예방하고 건강수명을 연장하는 데 도움을 준다.

다만 '스스로 요리하는 편이 좋다'고 해서 고령자가 하루 세 번 부엌에 설 필요는 없다. 배달 도시락이나 파는 반찬 등을 이용하면서 '이따금 요리하는' 습관을 유지하면 된다.

고령자가 요리할 때 가장 우려되는 점은 화재 사고이다.

'가스레인지에 냄비를 올려놓고 깜박하는' 등의 가스 사고가 자주 발생한다.

화재를 예방하려면 'IH 쿠킹 히터'로 바꾸는 방법이 제일 좋다. 불을 쓰지 않는 IH를 이용하면 화재 위험이 현격히 줄어든다.

다만 IH로 바꾸면 조작하는 방법을 새로 익혀야 하고, 냄비나 프라이팬도 IH에 대응하는 제품으로 교체해야 한다. 그래서 고령자 중에는 IH로 바꾸고 나서 다양한 변화에 적응하지 못한 채 요리를 포기해버리는 사람도 있다.

따라서 나는 '시니어 전용 가스레인지'로 교체하는 방법도 하나의 선택지라고 생각한다.

시니어 전용 가스레인지는 기본적으로 '불을 쓰는 타입'이지만 가스를 차단하는 기능이 추가되어 있다. 가스레인지 위에 냄비가 없는 상태에서 불꽃을 감지하면 자동으로 불이 꺼지므로 화재나 화상의 위험을 줄일 수 있다.

어느 쪽을 선택할지 매장에 가서 직접 만져보고 IH로 교체해도 문제가 없으면 IH를 선택하고, 자신에게 맞지 않는다고 생각되면 시니어 전용 가스레인지를 선택하면 된다.

드럼세탁기로
건강수명을 늘린다

다음은 '빨래'이다. 빨래도 고령자에게는 좋은 운동이
된다. 특히 '말리고 수납하는' 작업은 상체 근육을 단련
하는 데 매우 적합하다. 빨래를 널면서 팔을 올렸다 내렸
다 하면 팔과 등 주변의 근육을 유지할 수 있다. 또한 빨
래를 집을 때 웅크렸다 일어나면 스쿼트와 비슷한 효과
를 볼 수 있다.

하지만 이 역시 하체가 튼튼할 때의 이야기이다. 나이
가 들수록 빨래를 너는 일도 점점 쉽지 않아진다. 이때는

낙상 예방을 위해서라도 '빨래를 널 필요가 없는 세탁기'로 교체하는 것이 좋다. 한마디로 세탁, 헹굼, 건조를 원터치로 끝내는 전자동 타입의 세탁기이다.

그중에서도 고령자에게는 일반 세탁기보다 '드럼식 세탁기'가 더 사용하기 편하다. 일반 세탁기는 세탁기 위쪽으로 세탁물을 넣고 빼는 방식이라서 근력이 약해지면 빨래를 꺼내기가 힘들어진다. 반면, 드럼식 세탁기는 세탁물을 비교적 낮은 위치에서 넣고 뺄 수 있어서 허리 등의 신체에 부담이 줄어든다.

나이가 들면 빨래를 널고 걷는 일도 쉽지 않은데 요즘은 빨래를 한 손으로 널 수 있는 아이디어 옷걸이도 있다. 나이에 맞게 자신에게 필요한 기계나 도구를 이용하면서 자기 손으로 빨래를 계속하면 건강수명 연장에 도움이 된다.

날씨가 나쁜 날이나 밤에는
장보기를 삼간다

　고령이 될수록 '장보기'도 힘들어진다. 고령자를 대상으로 '집 환경에서 중요하게 생각하는 점'에 대해 설문조사를 하면 '편리한 장보기'가 반드시 상위를 차지하는 이유도 이 때문일 것이다.

　그렇지만 장보기는 되도록 '스스로 지속하기'를 권한다. 쇼핑만큼 몸과 뇌와 마음에 긍정적인 영향을 끼치는 일이 많지 않기 때문이다.

　앞서 지적했듯이 장보기는 '신체' 운동이 되는 데다가

'뇌'의 다양한 부위를 사용한다. 또한 손님으로서 대우를 받으면 자기애가 충족되어 '마음'도 건강해진다. 스스로 장보기를 지속하면 몸과 뇌와 마음이 모두 건강해진다.

다만 나이가 들수록 슈퍼까지 가기도 힘이 들고, 구입한 물건을 집에까지 가져오기도 어려워진다. 해를 거듭할수록 낙상 위험도 커진다. 그래서 '안전하게 장을 보는 요령' 세 가지를 소개하고자 한다.

먼저 '날씨가 나쁜 날에는 장을 보지 않기'이다. 지면이나 바닥이 젖어 있으면 미끄러지기도 쉽고, 낙상 위험도 커지기 때문이다. 또한 해가 떨어진 밤에 장을 보는 일도 고령자에게는 위험하다. 밤길은 장애물에 발이 걸리기 쉽기 때문이다. 저녁에 '간장이 떨어졌어!'라고 알게 되어도 그날은 참고 다음 날 밝을 때 사러 가도록 가자.

두 번째 요령은 장을 보러 가기 전에 '구매 목록'을 작성하기이다. 깜박하고 사지 못한 물건이 있어서 다시 나가게 되면 피로가 가중되고 주의력이 떨어져서 사고를 당하기 쉽다.

세 번째 요령은 구매한 물건을 옮기는 방법에 있다. 손으로 들기가 힘들면 먼저 배낭을 사용해본다. 같은 무게라도 등에 메면 손으로 들 때보다 한결 수월하다.

이조차도 힘들어지면 실버카(고령자용 손수레)를 이용한다. 보행 보조기구 중에서도 실버카는 상당히 우수한 기구이다. 걷기가 쉬워질 뿐만 아니라 짐을 옮길 수도 있고, 피곤하면 앉아서 쉴 수도 있다.

우리 집안 이야기를 해보자면, 내 어머니는 고령이 된 후에 두 번이나 넘어졌는데 두 번 모두 넓적다리뼈가 부러졌지만 지금도 어떻게든 외출을 이어가고 있다. 이 역시 실버카를 이용한 덕분이다.

실버카를 고르는 요령은 '슬림하고 가벼운 타입'을 선택하는 것이다. 슬림하고 가벼우면 바닥에 높낮이 차이가 있을 때 작은 힘으로도 밀어 올릴 수 있고, 작은 회전이 가능하여 상점 안에서도 방향을 손쉽게 바꿀 수 있다.

일본인 중에는 걷는 능력이 떨어졌는데도 지팡이나 실버카 이용을 꺼리는 사람이 적지 않다. '보조기구에 의존하지 않고 자기 발로 걷는' 모습을 보여주고 싶은 마음이겠지만, 편리함을 솔직하게 받아들이는 대범함이야말로

'연륜'이라고 생각한다. 보조기구를 이용하여 할 수 있는 일이 많아지면 노쇠나 인지장애 예방에 도움이 된다.

가방은 비닐로 만든
'가볍고 저렴한 제품'이 제일이다

고령이 되면 명품 가방은 피하도록 하자. 왜냐하면 명품 가방은 대체로 '무겁기' 때문이다. 가죽 제품이 많아서 가방 자체의 무게가 상당하다.

무거운 가방을 들거나 어깨에 메면 당연히 목이나 어깨가 결리기 쉽다. 또한 한쪽 손이나 어깨에 무게가 쏠리면 몸의 균형이 틀어져서 허리나 다리에 부상을 입기 쉽다. 나아가 몸의 움직임이 둔해지면서 사고를 당할 위험도 커진다.

나이가 들면 비닐로 된 가벼운 가방이 제일이다. 가벼운 가방을 들기만 해도 어깨 결림이나 목의 통증을 줄일 수 있다.

또한 앞에서도 언급했듯이 양손을 자유롭게 쓸 수 있는 배낭을 이용하면 몸에 부담이 줄어들 뿐만 아니라 움직이기도 한결 수월해진다.

그리고 때때로 가방 속을 점검하고 불필요한 물건을 꺼내도록 한다. 짐이 가벼우면 몸도 마음도 가벼워진다. 이를 위해 정기적으로 가방 속을 점검한다.

돈을 들이지 않고
'낙상 방지형' 주택으로 개조한다

고령자 사고의 77.1%는 '집 안'에서 발생한다. 2위인 도로가 9%, 3위인 민간 시설이 8%이므로 가정 내 사고가 압도적으로 많다는 사실을 알 수 있다.

그중에서도 눈에 띄는 사고가 '계단을 헛디뎌서 낙상', '침대에서 내려오면서 낙상', '카페트에 발이 걸리면서 낙상', '욕실에서 미끄러져 낙상' 등과 같은 낙상 사고이다. '80세의 벽'을 순조롭게 넘으려면 무엇보다 집 안에서 넘어지는 사고를 예방해야 한다.

자택 내의 낙상 위험은 실내 환경을 조금만 개선해도 상당히 감소한다. 70대 후반이 되어 하체가 불안정해지면 집 안을 '낙상 예방형'으로 개조하면 도움이 된다.

그렇다고 방의 구조를 바꾸는 등의 대규모 리모델링은 필요 없다. '계단이나 높낮이 차이가 있는 곳에 손잡이를 설치'하거나 '바닥 조명을 설치하여 시야를 확보'하는 등의 간단한 시공만으로도 낙상 위험을 큰 폭으로 낮출 수 있다.

이러한 공사는 돌봄이 필요하다고 인정되면 개호보험(장기요양보험-옮긴이)에서 보조금이 지급되기도 하고, 지방자치단체에 따라서는 독자적인 보조금 제도를 마련하고 있는 곳도 있다. 가까운 지자체에 방문하여 담당자와 상담해보자.

또 자택 내 낙상을 예방하려면 '계단이나 지나는 길에 물건을 두지 않기'도 중요하다. 사소한 습관으로 낙상 → 넓적다리뼈 골절 → 긴 재활 → 인지장애 발병으로 이어지는 위험을 줄일 수 있다.

겨울철에는 넘어지지 않도록
집 안을 따뜻하게 유지한다

고령자에게는 특히 넘어지기 쉬운 계절이 있다. 바로 '겨울'이다.

고령자는 날씨가 추워지면 근력이 쉽게 떨어진다. 이불 밖으로 나오기가 귀찮아지면서 운동 부족이 생기고, 근력이 떨어지면서 낙상 위험이 커진다.

또한 겨울철에 실내 온도가 낮으면 옷을 여러 겹 껴입게 되는데, 이로 인해 움직임이 둔해져 넘어지기도 한다.

겨울철 낙상을 예방하기 위해서는 무엇보다 난방비를

아끼지 말아야 한다. 난방기구를 충분히 가동하여 실내를 따뜻하게 유지해야 한다. 이렇게만 해도 움직이기가 수월해진다.

그리고 실내 온도를 유지하기 위한 이중창 설치를 추천한다. 공사에 다소 비용이 들더라도 단열성을 높이면 난방비를 줄일 수 있으므로 몇 년 안에 투자금을 회수할 수 있다. 또한 에너지가 절약되므로 지자체에 따라서는 보조금이 나오는 곳도 있다. 공사는 대략 반나절 정도면 끝난다.

실제로 홋카이도 등 단열성이 높은 주택이 보급된 지역에서는 '겨울철 사망 증가율이 낮다'는 데이터가 있다. 또한 '이중창으로 단열성을 높이면 혈압이 내려간다'는 보고도 있다.

여름철에는 실내 온도가
27도를 넘으면 에어컨을 튼다

실내 온도에서 겨울철 추위 이상으로 경계해야 할 사항이 '여름철 더위'이다. 최근에는 온난화 영향으로 여름철 자택에서 열사병에 걸리는 고령자가 급증하고 있다.

원래 고령자는 대체로 수분이 부족한 데다 더위를 감지하는 능력과 체온을 조절하는 기능이 떨어진다. 또한 '에어컨의 냉기가 싫다', '전기료가 아깝다'는 이유로 냉방 기기를 적극적으로 사용하지 않는 사람도 많다.

그 결과 실내 온도가 30도를 넘거나, 때에 따라서는

35도까지 올라가 집 안에서 열사병에 걸려 구급차로 실려 가거나 목숨을 잃는 사람이 생긴다.

특히 아파트의 고층, 그중에서도 맨 위층에 거주하는 사람은 주의할 필요가 있다. 아파트의 고층은 햇볕이 잘 드는 만큼 날씨가 맑은 날에는 실내 온도가 급상승하기 때문이다. 그리고 몸에 이상을 느꼈을 때는 이미 심각한 열사병 상태에 빠져 있는 경우도 많다.

그래도 에어컨 사용이 꺼려지는 사람은 차광 커튼이나 발을 이용하여 가능한 한 실내 온도를 27도 이하로 유지하도록 해야 한다.

아울러 온도계는 고령자의 필수품이라는 사실을 명심한다. 글자판이 큰 디지털 온도계를 구입하여 TV 옆처럼 눈에 띄기 쉬운 곳에 둔다.

여름철 실내 온도가 27도를 넘기면 마음이 내키지 않아도 에어컨 스위치를 켜도록 하자.

아침은 '옷 갈아입기'로
시작한다

　고령자가 노쇠 상태에 빠지는 가장 큰 원인은 '집 안에 틀어박혀' 지내기 때문이다.

　집 안에서만 지내면 운동 부족으로 식욕이 감소한다. 저영양 상태가 되면 운동 부족과 맞물리면서 근력이 떨어진다. 그 결과 노쇠 상태가 되어 낙상 → 골절 → 돌봄으로 이어지는 유형이 많다.

　그래서 고령자야말로 '외출'이 필요하다. 볼일이 있든 없든 하루에 최소 한 번은 집 밖으로 나가도록 하자.

이 습관을 유지할 수 있도록 아침에 눈을 뜨면 먼저 잠옷에서 평상복으로 갈아입기를 권한다. 일단 외출할 수 있는 옷으로 갈아입는 것이다.

그러면 신기하게도 발걸음이 가벼워진다. 그리고 옷을 갈아입은 김에 산책하러 나가거나 편의점에 잠깐 물건을 사러 간다. 이 정도만으로도 하루 종일 집 안에 머물 때보다 몸과 마음을 자극할 수 있다.

잠깐 외출할 때도
화장해보면 어떨까

　최근에 고령자 정신 의료에서 주목받는 치료법 중에 '메이크업 테라피(화장 치료)'가 있다. 요양시설 등에서 인지장애를 앓는 고령 여성에게 2주에 한 번 정도 화장을 하게 했더니 '인지장애 진행 속도가 떨어졌다'는 보고가 잇따르고 있다.

　여성이라면 누구나 이해하겠지만 화장을 하면 기분에 생기가 돌고, 거울로 예뻐진 자기 모습을 보면서 행복감을 느끼기도 한다. 그 결과 우울한 기분이 해소되면서 인지장애의 진행이 억제된다. 또한 마음이 젊어지면 호르몬 균형이 개선되면서 내장 기관의 상태도 호전된다.

나아가 자기 스스로 화장을 하면 뇌와 신체 훈련도 된다. 매장에 가서 필요한 화장품을 고르면 뇌가 자극되고, 화장품을 손으로 사용하면 손힘이 유지된다.

스스로 화장하는 생활을 유지하면 노쇠와 인지장애 예방에 도움이 된다.

잠을 못 자면
건망증이 심해진다

지금부터는 '수면'에 대해 이야기하려 한다. 수면에 대해 상세히 설명하는 이유는 고령자의 건강에서 '수면'은 '음식'과 대등할 정도로 중요한 주제이고, 또 관심이 많은 문제이기 때문이다. 사실 우리 노년 정신과 의사들이 가장 자주 접하는 고민은 "선생님, 요즘 잠을 잘 자지 못해서…"이다.

이 고민의 해결책을 소개하기 전에 먼저 '수면은 인체에 어떤 역할을 할까', '고령자는 왜 잠을 자지 못할까'에 대해 잠시 짚어보자.

고령자뿐만 아니라 사람이 잠을 자는 이유는 몸을 유지하고 보수하기 위해서이다. 잠이 들면 호흡수와 심박수가 감소하고, 체온이 약간 떨어진다. 이를 통해 내장 기관이 휴식을 취하고 남은 에너지로 면역을 형성하여 질병에 대항하는 것이다.

감기에 걸리거나 열이 날 때 졸리는 증상이 나타나는 것도 인체에 침입한 세균이나 바이러스와 몸이 싸우고 있다는 증거이다. 백혈구가 세균이나 바이러스를 퇴치하면 뮤라밀펩타이드라는 물질이 생성되는데, 이 물질의 영향으로 졸음이 발생하는 것이다.

고령이 되면 누구나 '수면 습관'이 바뀐다. 노화로 뇌 내에 변화가 생기면서 이른바 체내 시계의 진행 방식이 바뀌어 젊을 때보다 일찍 자고 일찍 일어나게 된다. 또한 깊은 잠인 논렘수면이 감소하면서 숙면을 취하기 어려워진다. 이에 따라 '잠을 못 잔다'고 느끼는 사람이 증가하는 것이다.

고령자가 '잠을 못 자는' 증상은 크게 세 가지로 나눌 수 있다. 첫 번째는 잠자리에 들고 나서 잠이 들기까지 시간이 걸리는 '입면 곤란', 두 번째는 한밤중에 잠이 깨는 '중도 각성', 세 번째는 새벽에 잠이 깨어 다시 잠을 이루지 못하는 '조조 각성'이다.

이 가운데 어떤 유형이든 수면이 부족하면 인지장애의 발병 위험은 높아진다. 65세 이상 약 1,000명을 대상으로 조사한 결과에 따르면, '잠을 충분히 자지 못한다'고 응답한 사람은 5년 후에 인지장애가 발병할 위험이 상승한다고 한다.

또한 인지장애가 생기지 않더라도 수면이 부족하면 건망증이 증가하는 경향을 보인다. 수면과 기억에는 깊은 관계가 있기 때문이다.

낮 동안 뇌에 입력된 기억은 자는 동안 뇌 내에서 '중요한 기억'과 '별로 중요하지 않은 기억'으로 분류된다. 그리고 중요하다고 판단된 기억은 단기기억에서 장기기억으로 전환된다. 그런데 수면시간이 짧아지면 장기기억으로 정착되는 시간이 부족하여 장기기억화가 원활하게 진행되지 않고 건망증이 증가한다.

물론 수면 부족은 뇌뿐만 아니라 신체에도 악영향을 끼친다. 우선 수면이 부족하면 암에 걸리기 쉽다. 40~79세 여성 2만 4,000명을 7년간 추적 조사한 결과에 따르면, 수면시간이 6시간 미만이면 7시간 이상 자는 사람에 비해 유방암 발생 위험이 1.6배 증가한다고 한다. 그 이유는 수면 부족으로 면역력 저하가 발생했기 때문이라고 보고 있다. 또 수면이 부족하면 당뇨병과 고혈압 위험이 2배가량 증가한다는 보고도 있다. 이는 인슐린 기능이 약해지면서 혈당이 올라가기 때문이라고 추정한다.

그리고 당뇨병이나 고혈압이 생기면 한층 더 잠을 이루지 못하는 악순환이 발생한다. 당뇨병에 걸리면 야간 빈뇨가 생길 뿐만 아니라, 입이 마르거나 다리에 통증이나 저린 증상이 나타나서 불면증을 호소하는 사람이 증가한다. 한편 고혈압이 생기면 교감신경이 우위를 차지하면서 잠을 이루기 어려운 상태가 된다.

'평균 수면 8시간'에
연연하지 않는다

이전 항목에서 지적했듯이 '수면 부족'은 다양한 폐해를 초래한다. 그렇다면 잠을 잘 자기 위해서는 어떻게 해야 할까? 역설적이지만 잠을 잘 자려면 '수면시간에 지나치게 신경을 쓰지 말아야' 한다.

특히 '8시간 수면' 같은 평균적인 수면시간에 신경을 쓰지 말아야 한다. 사람에게 필요한 수면시간은 개인차가 매우 크기 때문이다.

이 세상에는 나폴레옹처럼 3시간만 자도 아무런 문제

가 없는 쇼트 슬리퍼도 있고, 아인슈타인처럼 10시간을 자야 하는 롱 슬리퍼도 있다. '8시간 자야 한다'는 단순한 표현으로 수면을 설명할 수는 없다.

평균 수면시간이 5~8시간 정도이면서 낮에 강한 졸음이나 심한 피로감을 느끼지 않는다면 문제가 없다. 오히려 6시간 수면으로 개운하게 눈을 뜨는 사람이 무리하게 8시간을 자려고 하면 스트레스를 받게 된다.

참고로 여기서 잠시 세계 유명인들의 수면시간을 알아보자. 전해지는 이야기에 따르면, 마이크로소프트 창업자인 빌 게이츠는 7시간, 아마존의 제프 베이조스도 7시간, 테슬라의 일론 머스크는 6시간 수면을 취한다고 한다. 세계의 IT 산업을 제패하는 사람들은 바쁜 업무에도 불구하고 그럭저럭 잠을 잘 자는 것 같다.

한편 트럼프 전 대통령의 수면시간은 4시간이라고 알려져 있다. 또 아카시야 산마는 이보다 더 짧은 3시간 수면을 한다. 연예계에는 "산마 스승이 자는 모습을 본 적이 없다"라는 말이 있을 정도로, 코미디 괴수는 전형적인 쇼트 슬리퍼이다.

나는 밤에 5~6시간 정도를 자고, 오후에 1시간 정도 낮잠을 자는 패턴이 가장 몸에 잘 맞는다. 지금은 심부전 치료를 위해 이뇨제를 먹고 있어서 2~3시간에 한 번은 야간 요의로 잠을 깨지만, 그래도 현재로서는 다시 잠이 들 수 있어서 크게 신경 쓰이지 않는다.

　따라서 '수면시간'에는 과민하게 반응하지 않아도 된다. 설령 5시간밖에 자지 못했다고 해도 '오늘은 아침부터 기분이 좋다'고 느끼는 날이 있는 것이 인간이다. 평균 데이터가 아니라 자기 감각을 존중하고 자신만의 체내 시계를 믿도록 하자.

숙면에는 '저녁 식사'보다
'아침 식사'가 더 중요하다

수면과 식사 사이에는 밀접한 관계가 있다. 특히 '무엇을 먹느냐' 이상으로 '언제 먹느냐'가 중요하다. 식사가 하루 리듬을 만들기 때문에 잠을 잘 자기 위해서는 식사를 규칙적으로 할 필요가 있다.

특히 하루의 첫 번째 식사인 '아침 식사'는 신체 리듬을 형성하는 데 매우 중요하다.

아침 식사에는 씹는 작업을 통해 뇌를 자극하고 몸을 깨우는 효과가 있다. 또한 아침에 충분한 영양을 섭취하고 건강한 활동을 해야 밤에 깊은 잠을 자는 바람직한 사이클이 형성된다.

한편 아침을 먹지 않는 것은 불면증의 원인이 된다. 아침 식사를 거르면 그만큼 저녁 식사의 비중이 높아져서 수면에 나쁜 영향을 주기 때문이다.

그러므로 아침에는 식욕이 없더라도 바나나 한 개 정도는 먹어두도록 한다.

영양학적으로는 아침·점심·저녁의 비중이 3:3:4가 이상적이라고 보지만, 고령자는 저녁 비중을 조금 더 낮추어서 아침·점심·저녁을 같은 비율로 먹는 편이 좋다. 이 정도의 비율로 정해진 시간에 식사하는 습관을 들이면 수면 리듬을 형성하는 데 도움이 된다.

우유는 '아침'이 아니라
'밤'에 마신다

그럼 어떤 음식을 먹어야 잠이 잘 올까? 정답은 단백질이 충분히 함유된 식품이다. 단백질이 수면을 유도하는 물질의 재료가 되기 때문이다.

수면은 멜라토닌이라는 호르몬에 의해 촉진된다. 뇌의 솔방울샘이라는 부위에서 멜라토닌이 분비되면 사람은 숙면을 취할 수 있다.

멜라토닌의 분비는 세로토닌이라는 신경전달물질에 의해 촉진되는데, 이 세로토닌의 재료가 되는 물질이 트립토판이라고 불리는 필수 아미노산이다. 필수 아미노산은 단백질의 구성 성분이므로 단백질을 의식해서 섭취하면 트립토판이 충분히 합성되어 불면증이 잘 생기지 않는다.

단백질이 풍부한 식재료에는 육류(특히 붉은 고기), 우유, 유제품, 두부, 낫토, 아몬드 등이 있다.

특히 '수면식'으로는 우유를 추천한다. 서양에서는 아이를 재우기 전에 따뜻한 우유를 주는 가정이 있는데, 이는 의학·영양학적으로도 맞는 방법이다.

우유는 트립토판을 충분히 함유하고 있을 뿐만 아니라 따뜻하게 데워서 마시면 체온을 상승시켜 편안하게 잠들 수 있다. 또한 우유는 신경을 쉬게 하는 효과가 있는 칼슘을 듬뿍 함유하고 있다. 이 역시 입면 효과를 높인다.

우유는 '아침에 마시는 음료'라고 생각하기 쉽지만, 잠을 잘 자려면 오히려 '밤'에 마시는 편이 좋다.

유제품인 치즈도 칼슘을 다량으로 함유하고 있어서 밤에 먹으면 수면을 돕는다. 다만 치즈는 제조법에 차이가 있어서 종류에 따라 칼슘 함유량에 꽤 많은 차이가 난다.

일본식품표준성분표에 따르면, 대중적으로 알려진 치

즈 중에서 칼슘을 가장 많이 함유한 것은 파르메산 치즈로 100그램당 1,300밀리그램이나 되는 칼슘이 들어 있다. 그다음으로 프로세스 치즈 630mg, 블루 치즈 590mg, 카망베르 460mg 순이다. 반면, 칼슘 함유량이 적은 치즈로는 커티지(55mg), 크림 치즈(70mg), 마스카포네(150mg) 등이 있다.

이들 치즈는 와인에는 어울려도 잠을 청하는 용도로는 그다지 적합하지 않다.

자기 전에 마시는 술은
오히려 수면의 질을 떨어뜨린다

나는 대체로 "이것도 안 돼, 저것도 안 돼"라고 말하는 타입의 의사는 아니지만, '자기 전의 술'만큼은 추천하지 않는다. 술의 힘을 빌려서 잠을 자면 알코올 중독에 걸릴 위험이 높아질 뿐만 아니라 수면의 질이 오히려 떨어지기 때문이다.

술을 마시고 잠자리에 들면 확실히 잠이 잘 온다. 하지만 잠이 얕아지면서 중도 각성이 잦아지고 결과적으로 수면의 질이 악화한다.

이는 알코올이 수면 물질인 멜라토닌을 만들어내는 데 필요한 비타민B6와 마그네슘을 소비하는 것과 관련이 있다. 특히 알코올을 대량으로 섭취하면 렘수면과 논렘수면의 균형이 깨지면서 중도 각성의 가능성이 한층 더 커진다. 술을 많이 마신 다음 날 아침 '이상하게 일찍 눈이 떠져서 힘들었다'는 경험이 있는 사람이 많을 것이다.

또한 고령이 되면 알코올을 대사하는 간 등의 능력이 떨어지기 때문에 체내에 알코올이 오래 머물게 된다. 따라서 젊었을 때보다 소량의 술을 마셔도 알코올 중독이 되기 쉽다. 이를 피하기 위해서라도 잠자리에 들기 전에 술을 마시는 습관은 그만두어야 한다.

조금 어려운 책을 읽으면
잠이 온다

숙면을 취하려면 이 밖에도 여러 요령이 있다. 여기에서 정리하여 소개하고자 한다.

먼저 낮에 '햇볕 쬐기'이다. 햇볕을 쬐면 수면 물질인 멜라토닌의 분비량이 증가하기 때문이다.

물론 낮에 적당한 운동을 하면 밤에 잠을 잘 잘 수 있다. 예를 들어 산책, 스트레칭, 요가 등의 운동은 혈액순환을 개선하고 근육의 긴장을 이완시켜 마음을 편안하게 만든다. 그 결과 부교감신경이 우위를 차지하면서 잠들기가 쉬워진다.

자기 전에 잠시 책을 보는 방법도 도움이 된다. 6분 동안 책을 읽으면 심박수가 저하하고 근육의 긴장이 완화되며 부교감신경이 우위를 차지한다는 보고가 있다.

이때 조금 어려운 책을 읽으면 잠이 잘 온다는 연구도 있다. 어려운 책을 읽으면 그 '고통'을 제거하기 위해 베타 엔도르핀이라는 진정 물질이 분비되고 그 효과로 잠들기가 수월해지는 것이다.

단, 책은 '종이책'으로 한정한다. 자기 전에 스마트폰으로 소설이나 기사를 읽는 것은 좋지 않다. 스마트폰에서 발생하는 블루라이트가 잠을 방해하기 때문이다.

블루라이트는 눈 안쪽까지 도달하는 강력한 에너지를 지닌 빛이다. 밤에 블루라이트를 쳐다보고 있으면 뇌는 그 밝은 빛 때문에 낮이라고 판단하여 체내 시계가 변조를 일으킨다. 그 결과 멜라토닌의 분비가 억제되어 잠을 이룰 수 없게 된다.

자신에게 맞는 낮잠 시간으로
개운하게 눈을 뜬다

앞서 말했듯이 나폴레옹은 3시간 수면을 취한 것으로 유명한데 실은 '낮잠'을 자는 습관이 있었다고 한다. 또 영국 총리를 지낸 처칠도 국회의사당에 침대를 마련할 정도로 낮잠파였다. 미국 전 대통령 존 F. 케네디도 점심 식사 후의 낮잠이 일과였고, 잠을 깨운 사람이 해고당했다는 이야기도 전해진다.

낮잠은 상식적으로 '15~20분 이내'가 좋다고 알려져 있다. 낮잠 시간이 이 정도로 짧아야 '체온이 완전히 떨어지지 않아서 개운하게 눈을 뜬다', 혹은 '밤잠에 영향을 주지 않는다'고 생각하기 때문이다.

물론 일리가 있는 말이다. 하지만 수면은 개인차가 크므로 이러한 상식을 있는 그대로 받아들이기보다 자신에게 맞는 낮잠 시간이 어느 정도인지 자기 몸으로 '인체 실험'을 하여 확인해보도록 한다.

방법은 간단하다. 낮잠을 20분이나 40분 혹은 1시간 정도 자보고 자신에게 맞는 방법을 찾으면 된다.

개인적으로 나는 일반적인 상식에서 벗어나 매일 1시간 정도 낮잠을 잔다. 오전 업무가 끝나고 점심을 먹고 나서 오후 1시 무렵부터 1시간 동안 낮잠을 자는 것이 오랜 일과이다.

이런 낮잠 습관은 직업적인 이유에서 시작되었다. 점심 식사 후에 환자와 상담하면서 환자의 이야기를 듣고 있으면 솔직히 졸음이 밀려올 때가 있었다. 이를 방지하기 위해 오후 진찰이 시작되기 전에 충분한 낮잠을 자게 된 것이다. 젊었을 때 밖에서 일하게 되어 침대에 눕지 못할 때는 노래방에서 낮잠을 자고는 했다.

나는 지금의 낮잠 습관을 시행착오를 겪으면서 발견했다. 여러분에게도 다양한 '시도'를 권한다. 오늘은 20분, 다음 날은 40분으로 진행해보고 어떤 방법이 가장 잘 맞는지, 또 피로가 가장 잘 풀리는지 자신만의 방법을 찾도록 한다.

고령자가 42도 이상의 탕에 들어가면 목숨이 위험하다

입욕은 고령자에게 양날의 검과 같다. 잘하면 건강수명을 연장할 수 있지만 잘못하면 목숨이 위험해질 수도 있기 때문이다.

고령자에게 욕실은 집 안에서 최고 위험지대라고 할 수 있다. 교통사고 사망자의 6배 이상인 연간 1만 9,000명 정도가 입욕 중에 사망하며, 그중 약 90%가 65세 이상이다.

유명인 중에도 입욕 중에 사망한 사람이 적지 않다. 야구 감독 노무라 가쓰야는 자택 욕조에서 의식을 잃은 채 발견되었고 이후 병원에서 사망이 확인되었다. 배우 히라미키지로, 시라카와 유미도 자택 욕실에서 쓰러진 채 발견되었고 이후 사망이 확인되었다.

고령자 입욕 사망의 대부분은 뇌졸중과 심장 발작이 원인이다. 입욕 중에 갑작스럽게 혈압이 올라가거나 떨어지면서 질환이 발생하는 것이다. 특히 뜨거운 물에 갑자기 몸을 담그면 혈압이 30~40이나 급상승하고, 순환기계의 균형이 급격히 무너지면서 심각한 문제가 발생할 위험이 커진다.

따라서 고령자가 탕에 들어갈 때는 몇 가지 준비 과정이 필요하다. 먼저 '미지근한 물'에 '단시간' 들어간다. 이때 물 온도는 38~40도 정도이고, 입욕 시간은 10분 정도이다. 이 정도로는 뇌혈관계, 순환기계에 큰 부담이 되지 않는다.

원래 스트레스 해소에는 미지근한 물이 더 효과적이다. 미지근한 물은 부교감신경의 기능을 촉진하여 심신을 편안하게 하고 기분을 안정시켜준다.

다만 미지근한 물이라도 탕에 들어가기에 앞서서 몸에

물을 뿌리는 절차를 잊어서는 안 된다. 탕 온도가 조금 낮다고 해도 갑자기 몸을 담그면 전신의 혈관이 급속히 팽창하면서 혈압이 떨어지고 뇌빈혈을 일으킬 위험이 커지기 때문이다.

그래서 물을 뿌리는 과정이 필요하다. 물 뿌리기는 심장에서 먼 곳부터 조금씩 뿌리는 것이 요령이다. 발끝부터 시작하여 다리와 팔에 물을 뿌려서 몸이 뜨거운 물의 온도에 익숙해지면 어깨에 물을 뿌린다. 그러면 말단의 혈관부터 서서히 확장되기 때문에 심장에 가해지는 부담이 줄어든다.

특히 입욕하기 위험한 탕 온도는 42도가 넘을 때이다. 42도 이상의 탕에 몸을 담그면 혈압이 급상승하고 맥박이 빨라져서 심장과 뇌에 큰 부담을 준다.

또한 물이 뜨거울수록 탕에서 나왔을 때 '한기'를 느끼기 쉽다는 사실도 알아두자. 뜨거운 물에 담가야 몸이 더 따뜻해지고 입욕 후에도 몸이 잘 식지 않을 것 같지만 실제로는 그 반대이다.

이유는 두 가지이다. 하나는 물이 뜨거우면 탕에 오래

머물 수 없기 때문이다. 그래서 몸의 표면만 따뜻해지고 체내가 따뜻해지기 전에 입욕을 끝내게 된다.

다른 하나는 뜨거운 물에 들어가면 땀을 많이 흘리기 때문이다. 이러면 욕조에서 나왔을 때 땀이 한꺼번에 증발하면서 그 기화열에 체온을 빼앗겨 한기를 느끼게 된다.

식전과 식후에는
탕에 들어가지 않는다

지금까지 입욕의 위험성에 대해 언급했다. 하지만 입욕에는 건강에 도움이 되는 면도 물론 있다. 입욕의 건강 효과는 크게 네 가지로 나눌 수 있다.

첫째, '온열 효과'로 혈관이 확장되면서 혈류가 개선된다. 이를 통해 신진대사가 활발해지고 면역력이 상승한다.

둘째는 '수압 효과'이다. 혈관에 수압이 가해지면 혈류가 개선된다.

셋째는 '부력 효과'로 심신이 체중으로부터 해방되고 편안해진다.

그리고 마지막이 '청결 효과'이다. 땀과 때 등 노폐물이 씻겨나가면서 잡균의 번식과 감염병을 예방할 수 있다.

이처럼 입욕에는 다양한 장점이 있지만 '식전·식후 30분 이내'에는 입욕을 피해야 한다. 왜 그런지 '식전'과 '식후'로 나누어 설명해보자.

먼저 '식전 입욕'을 피해야 하는 이유는 바로 '공복'이기 때문이다. 입욕은 많은 에너지를 쓰므로 허기가 질 때 탕에 들어가면 이상 현상이 나타나기 쉽다. 온천 숙박시설에 가면 방의 테이블 위에 갈색 온천만두 등 단 음식이 준비되어 있는데, 이는 '조금이라도 먹고 공복 입욕을 피하라'는 시설 측의 배려이다.

다음으로 '식후 입욕'을 피해야 하는 이유는 소화에 방해가 되기 때문이다. 탕에 들어가면 혈액이 몸의 표면에 집중되어 소화기계로 순환되는 혈액이 감소하고 그 기능이 둔화한다. 그 결과 소화·흡수가 원활하지 못해서 속이 더부룩해지기 쉽다.

또한 탕에 들어가면 수압 때문에 허리둘레가 2센티미

터 이상 줄어들면서 위장이 압박된다. 물론 이 역시 소화 활동을 방해한다. 온천 시설에 주의 사항으로 "식사 직후의 입욕을 삼가라"라고 쓰여 있는 이유도 이 때문이다.

물론 술을 마시고 취기가 도는 상태에서의 입욕은 절대 금지해야 한다. 혈압 변동이 한층 더 심해져서 심근경색이나 뇌출혈을 유발할 위험성이 커진다.

여기에 알코올을 분해하려면 수분이 필요하므로 음주 후에 입욕하여 땀을 흘리면 탈수 상태에 빠질 위험도 높아진다.

샤워기로 목욕물을 받으면
히트 쇼크를 예방할 수 있다

입욕 시에 온도 차로 발생하는 질환을 '히트 쇼크'라고 총칭한다. 특히 겨울철에 욕실과 집 안의 온도 차가 클수록 히트 쇼크가 생기기 쉽다.

따라서 입욕 전에는 욕실을 따뜻하게 만들어야 한다. 탈의실이나 욕실에 난방기구를 준비하여 욕실과 거실의 온도 차를 줄인 다음 들어가야 안전하다.

또한 욕실 창문을 이중으로 설치하여 단열성을 높이고 온도를 유지하는 방법도 있다.

더불어 욕조에 뜨거운 물을 받을 때 수도꼭지가 아니라 샤워기를 이용하여 채우는 방법도 있다. 샤워기를 이용하면 뜨거운 물이 비교적 오랜 시간 공기와 접촉하면서 김이 발생하기 때문에 욕실 전체의 온도를 높일 수 있다.

입욕은 오후 2시에서 4시 사이가 가장 적합하다

마지막으로 '입욕을 삼가야 하는' 네 가지 상황을 소개하고자 한다.

- **'오늘은 피곤해'라고 느낄 때** 탕에 들어가면 몸의 피로가 풀리기도 하지만 한편으로는 몸이 피곤해지기도 한다. 30분간 입욕하면 1킬로미터의 조깅과 거의 같은 에너지를 소비한다. '오늘은 왠지 피곤하다'고 생각되는 날에는 입욕을 피하고 그대로 잠자리에 드는 편이 좋다.

- **산책 등의 '운동 후'** 운동을 하고 땀이 나면 씻고 싶은 마음이 든다. 이럴 때는 욕조에 몸을 담그지 말고 샤워로 끝내도록 한다. 운동 후에는 혈액이 근육이나 피부 표면에 집중되어 있다. 이럴 때 욕조에 몸을 담그면 피부로 혈액이 더 쏠리고, 뇌에 혈액이 도달하지 않게 되면서 빈혈을 일으키기 쉽다.

- **아침 입욕** 아침부터 탕에 몸을 담그면 체력이 소모되어 오히려 피로감이 커진다. 자면서 땀을 흘렸을 때는 샤워기로 씻어내도록 한다. 아울러 입욕하기에 가장 적합한 시간대는 오후 2~4시경이다. 이 시간대에는 체온과 혈압을 유지하는 기능이 활발해서 요양시설에서도 이 시간대를 목욕 시간으로 정하는 곳이 많다.

- **가족이 부재중일 때** 가족과 함께 사는 사람은 되도록 가족이 있을 때 입욕하도록 한다. 욕실 내에서 실신하는 사례도 있으므로 가족에게 한마디 일러두고 탕에 들어가면 안심할 수 있다.

- 청소와 같은 집안일은 고령자에게 훌륭한 '운동'이다. 정신 위생 측면에서도 실내를 청결히 유지하는 일은 중요하다.

- 힘들어도 장보기는 되도록 스스로 지속한다. 쇼핑만큼 몸과 뇌와 마음에 긍정적인 영향을 끼치는 일이 많지 않기 때문이다.

- 겨울철 낙상을 예방하기 위해서는 집을 따뜻하게 유지해야 한다.

- 여름철에는 가능한 한 실내 온도를 27도 이하로 유지하도록 해야 한다.

- 수면이 부족하면 당뇨병과 고혈압 위험이 증가한다.

- 사람에게 필요한 수면시간은 개인차가 매우 크기 때문에 '수면시간' 자체에는 과민하게 반응할 필요가 없다.

- 술의 힘을 빌려서 잠을 자면 알코올 중독에 걸릴 위험이 높아질 뿐만 아니라 수면의 질이 오히려 떨어진다.

5장

논다,
외출한다,
웃는다

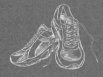

The wall
of
80 age

'가족과 함께 사는 사람'보다
'혼자 사는 사람'이 더 오래 산다

일반적으로 '혼자 사는' 사람이 '가족과 함께 사는' 사람
보다 더 건강하다. 인지장애가 생길 위험도 적다.

그 이유는 몸을 많이 움직이기 때문이다. 혼자 살면 직
접 장을 보고 식사를 준비하고, 청소와 빨래도 해야 한
다. 또한 집에 말할 사람이 없어서 외출할 기회가 늘어난
다. 이 역시 몸을 움직이는 결과로 이어진다. 요컨대 혼자
사는 사람이 장수하는 이유는 '몸을 많이 움직이기' 때문
이다.

여기서 고령자가 몸을 움직이면 어떤 장점이 있는지 정리해보자.

① **'면역력 상승' 효과** 몸을 움직여 근육을 사용하면 체온이 올라가고 혈류가 개선된다. 그 결과 그 혈류를 타고 면역세포의 기능이 향상된다.

② **'인지장애 예방' 효과** 몸을 움직이지 않으면 근육이 서서히 약해지면서 걷는 속도가 느려지고 보폭이 좁아진다. 이것이 인지 기능의 저하와 밀접한 관계가 있다고 보고되고 있다.

③ **'골다공증 예방' 효과** 뼈를 튼튼하게 하려면 뼈에 부하를 가해서 자극을 주는 과정이 필요하다. '몸을 움직이기'는 가장 효과적인 수단이다.

④ **'낙상 예방' 효과** 평소 몸을 움직이면 근육이 유지되어 '낙상'을 예방할 수 있다.

⑤ **'수면의 질 향상' 효과** 낮에 많이 움직이면 밤에 잠이 잘 온다. 그러면 피로가 풀리고 다양한 '생활습관병을 예방'할 수 있다.

고령이 되어도 '심폐 기능'은
크게 저하되지 않는다.
문제는 근육이다

나이가 들고 운동이 부족해도 '심폐 기능'은 크게 떨어지지 않는다.

심장에는 '심장 예비력'이라는 개념이 있다. 위기 상황에서 안정 시의 몇 배까지 심장을 움직일 수 있는지를 알 수 있는 능력이다. 이 능력은 25세에는 안정 시의 4.6배이지만 70세에는 3.3배로 떨어진다. 젊을 때보다 떨어지기는 하지만 안정 시의 3배 이상이나 움직일 수 있으므로 문제가 없다.

폐활량도 그다지 저하하지 않는다. 70세가 되면 25세 때보다 평균 17% 감소하지만, 폐활량은 안정 시에 필요한 호흡량의 6~8배나 되기 때문에 17% 정도는 감소해도 문제가 되지 않는다. 달리기도 할 수 있고, 운동 능력도 남아 있다.

이처럼 나이가 들어도 '심폐 기능'은 생각보다 쇠퇴하지 않는다.

한편 심폐 기능에 비해 큰 폭으로 쇠약해지는 쪽은 근육이다. 70세가 되면 25세 때보다 전신의 근육량이 평균 30%나 감소한다.

근육이 감소하면 다양한 문제가 생긴다. 근육은 인간의 몸에서 가장 큰 발열 기관이기 때문에 체온(평균 온도)이 떨어진다. 그러면 면역세포의 활동이 약해져서 암에 걸리기 쉽다.

물론 근력이 떨어지면 '근감소증(Sarcopenia)'이 되기 쉽다. '근감소증'이란 나이가 들면서 근육량이 줄고 신체 능력이 떨어진 상태를 가리킨다. 그리스어로 근육을 뜻하는 '사코(sarco)'와 상실을 뜻하는 '페니아(penia)'를 조합한 조어로 노년 의학계에서 사용되는 용어이다.

근감소증이 생기면 일어서기와 걷기 같은 일상 동작을 수행하기 어렵다. 그 결과 걷는 횟수가 줄어들면 근력이 한층 더 감소하여 다리를 들어 올리지 못하게 되고, 보행 시에 더 쉽게 넘어진다.

한마디로 고령자에게 운동은 '심폐 기능의 향상'보다 '근육 유지'를 위해 필요하다.

70대에는 '다양한 길'을,
80대에는 '익숙한 길'을 걷는다

최근에 《직립 이족보행의 인류사(First Steps: How Upright Walking Made Us Human)》(제레미 드실바 지음)라는 책을 읽었다(한국어판 제목, 《퍼스트 스텝: 직립보행은 어떻게 인간을 인간답게 만들었는가?》–옮긴이). 책의 제목보다는 '인간을 살아남게 한 못난 다리'라는 부제목에 이끌려 읽기 시작했다.

실제 사람의 다리는 만듦새가 좋지 않다. 생물의 진화에서 일탈하려는 듯이 '이족보행'을 시작한 우리의 다리는 큰 머리나 상체를 지탱하기에 전혀 적합하지 않다.

그 증거로 다른 사족보행 동물은 넘어져도 다치지 않는다. 그런데 사람은 하체의 근력이 감소하면 쉽게 넘어지고 또 크게 다친다. 따라서 의식적으로 근육을 유지하려고 노력하지 않으면 '못난 다리'를 쓸 수 없게 되어버린다.

그렇다면 고령이 된 이후에 어떻게 하면 근력 저하를 예방할 수 있을까? 그 방법은 역시 '걷기'이다. 앞으로도 걸을 수 있도록 지금도 걸어야 한다. 걸으면 하체 근육뿐만 아니라 등이나 배 근육도 단련된다. 걷기는 가장 간단한 전신 근육 훈련이다.

게다가 걷기는 혈액순환을 개선하고 심폐 기능과 대사 기능을 높여준다. 몸 전체의 젊음을 유지하는 효과도 있다.

여기서 고령자가 훈련으로 '걷기'를 할 때 가져야 할 마음가짐을 몇 가지 소개하고자 한다.

(1) '걷는 속도'에 얽매이지 않는다

젊은 사람을 대상으로 한 걷기 안내서에는 '시속 6킬로미터 이상으로 걷는다' 등의 설명이 쓰여 있지만, 고령자는 속도에 얽매일 필요가 없다. 나이가 들면 근육이 쉽게 피로해져서 젖산이 쌓이게 된다. 자신의 체력, 컨디션에 맞추어 마이 페이스로 걷는 것이 중요하다.

또한 노년의학에서 노쇠나 근감소증이라고 판정하는 기준은 대체로 '보행 속도가 초속 1미터 미만(시속 3.6킬로미터 미만)'일 때이다. 다만 속도가 이보다 느리다고 해도 걷지 않는 것보다는 걷는 것이 당연히 낫다.

(2) 걷기 전에 최소한 이 두 곳은 스트레칭한다

걷기 전에는 근육을 잘 풀어주어야 한다. 전신 스트레칭이 바람직하기는 하지만 적어도 종아리와 허벅지 뒤쪽만큼은 충분한 스트레칭을 한다. 이 두 곳은 고령자가 걷기를 지속할 수 있는 생명선이다. 다치면 나중이 성가시다.

(3) 70대까지는 '다양한 길'을, 80대에는 '익숙한 길'을 걷는다

걷는 코스는 70대까지는 '다양한 길'을 걷는 편이 좋다. 길을 걸으면 자동차나 자전거를 탈 때는 발견하지 못했던 것들이 눈에 들어온다. 이러한 발견이 뇌를 자극한다.

한편 80대에 접어들면 매일 같은 길이나 되도록 익숙한 길을 걷는 편이 좋다. 모르는 길을 걸으면 넘어지거나 길을 잃을 위험이 커지기 때문이다.

(4) 비 오는 날은 '집 안'에서 걷는다

고령자가 비 오는 날에 '위험'을 무릅쓰고 미끄러지기 쉬운 길을 걸을 필요는 없다. 집 안에서 '걷는 흉내'를 내는 것만으로도 상당한 운동량이 된다.

방법은 간단하다. 다리를 앞뒤로 벌리고, 팔을 '하나, 둘, 하나, 둘' 하면서 앞뒤로 흔들면 된다. 이렇게만 해도 몸이 따뜻해지고, 어깨뼈 주위의 근육이 풀리면서 어깨 결림이 개선된다.

좋은 '신발'을 산다는 말은
좋은 '발'을 산다는 뜻이다

고령자에게 '걷기 편한 신발'은 젊을 때보다 더 중요하다. 좋은 '신발'을 찾는 일은 좋은 '발'을 찾는 일과 마찬가지이다. 그래서 '좋은 신발 = 걷기 편하고 안전한 신발'을 구입하는 요령을 몇 가지 소개하려 한다.

먼저 '신발 끝이 조금 올라간 신발'을 추천한다. 발이 잘 걸리지 않을 뿐만 아니라 걷기에도 편하기 때문이다.

특히 발을 잘 들어 올리지 못하는 사람은 실내용 신발도 발끝이 올라온 '케어 슈즈'를 이용하기를 권한다. 실내용 슬리퍼는 벗겨지기 쉽고, 또 잘 걸리기 때문에 고령자가 신기에는 상당히 위험하다. 그리고 하체가 약해진 사람은 실내화도 슬리퍼 타입이 아니라 '뒤축이 있는 신발'을 신어야 편안하게 걸을 수 있다.

또한 실외화든 실내화든 신발 입구가 넓어서 발을 넣기 쉬운 타입을 선택해야 한다. 지퍼가 달려서 신고 벗기 쉬운 신발도 추천한다.

그리고 무엇보다 '미끄러지지 않는 신발'을 골라야 한다. 70세가 넘으면 설령 손자의 결혼식이라고 해도 바닥이 반들반들한 가죽 신발은 신지 말아야 한다.

스포츠센터의 장점은
'물속 걷기'에 있다

요시나가 사유리 주연의 〈북쪽의 벚꽃지기〉라는 영화
가 있다. 이 작품의 주제 중 하나가 '인지장애'였기에 내가
의료 감수를 맡았다.

그 인연으로 요시나가 씨와 이야기할 기회가 있었는데
참으로 젊고 아름다운 분이었다. 요시나가 씨는 1945년
생이니까 현재 70대 후반으로 '80세의 벽'을 눈앞에 두고
있지만, 적어도 수천 명의 고령 여성을 진찰한 내 눈에는
젊어 보이는 70대 여성 중에서도 단연 돋보이는 한 명이

었다.

요시나가 씨는 젊어서부터 스포츠센터에 다니면서 주로 수영을 했는데, 접영도 마스터했다고 한다. 나는 요시나가 씨가 오랜 시간 '물속'에 있었던 점도 젊음의 비결이 아닐까 생각한다.

지금 스포츠센터 이용자의 데이터를 확인해보면 가장 많이 이용하는 층은 60대이고, 그다음이 70대이다. 스포츠센터는 이제 고령자를 위한 시설이라고 해도 과언이 아닐 정도이다.

앞으로 스포츠센터에 다닐 계획이 있는 사람은 요시나가 씨처럼 수영장이 있는 시설을 선택하는 편이 좋다. 현재 수영장이 없는 시설에 다니는 사람도 되도록 수영장이 있는 곳으로 옮기기를 권한다.

이렇게 말하면 "타고난 맥주병이라서…"라고 말하는 사람도 있을지 모른다. 하지만 내가 수영장이 있는 스포츠센터를 추천하는 이유는 '수영'을 하기 위해서가 아니라 물속을 '걷기' 위해서이다.

'수중 걷기'는 지상에서 걷는 것 이상으로 훌륭한 운동이다. 물속에서는 부력이 작용해서 몸에 체중 부하가 발생하지 않는다. 이는 무릎이나 허리 부상 없이 안전하게 운동할 수 있다는 뜻이기도 하다. 고령자에게는 러닝머신 위에서 걷기보다 수중에서 걷기를 더 적극적으로 추천한다.

아울러 물속에 있으면 차가운 물에 자극을 받아서 몸이 체온을 유지하려고 노력한다. 그러면 체온을 조절하는 기능이 저하되는 것을 예방할 수 있을 뿐만 아니라 신진대사도 개선된다.

더욱이 물속에 있으면 그 자체로 이완 효과가 있다. 지금은 여러 센터에서 무료로 '체험권'을 나누어 준다. 무슨 일이든 '해봐야 아는' 법이다. 체험권을 이용하여 먼저 물을 가르며 '걷는' 즐거움을 경험해보길 바란다.

'1년에 몇 번만 즐기는' 취미가
몇 가지 있을까?

고령자를 상담하다 보면 "취미가 없어서…"라고 탄식하는 사람이 많다. 그런데 이야기를 듣다 보면 그런 사람일수록 의외로 '다취미'인 경우가 많다. 물론 한 가지 취미에만 열중하지는 않는다. 그렇지만 1년에 몇 번씩 다양한 놀이를 즐기는 사람들이 있다.

예를 들어 환자 K씨는 1년에 두세 번 야구를 관람하고 이따금 경마장에도 간다. 또한 집 근처의 야산에 오르기도 하고, 1년에 한 번은 부인과 가부키를 보러 간다. 그리고 집에서는 유튜브로 만담을 즐긴다. 이처럼 전부 합하면 꽤 많은 시간을 '취미'에 할애하고 있다.

확실히 K씨는 가슴을 펴고 '취미는 ○○입니다'라고 소개할 만한 취미는 없을지도 모른다. 그러나 나는 K씨처럼 다양한 놀이를 '골라서' 즐기는 방법도 노후의 훌륭한 취미 생활이라고 생각한다.

일본인은 취미에 대해서도 이상하리만큼 엄격해서 '하나의 일에 몰두하지 않으면 취미라고 부를 수 없다'고 여기는 성향이 있다. 날마다 혹은 주말마다 똑같은 일을 몇 년 혹은 몇십 년에 걸쳐 몰두하지 않으면 '취미라고 하기에 적합하지 않다'고 생각한다.

하지만 그러면 레저(놀이)가 아니라 레이버(노동)가 된다. 나는 1년에 몇 번씩 마음이 내킬 때만 즐기는 놀이도 훌륭한 취미라고 생각한다. 오히려 이런 '취미'가 질리지 않고 지속될 수 있다. '자칭 무취미(사실 다취미)'가 노후 시간을 활용하는 이상적인 형태라고 생각한다.

잠시 벗어나는 이야기이지만, 35년이나 노인 전문 의사로 지내다 보니 역사소설을 읽어도 직업병처럼 그 인물의 노후나 말년이 궁금해진다. 그중에서도 에도 막부의 마지막 장군인 도쿠가와 요시노부가 여생을 '취미인'으로 보내는 모습은 무척 흥미롭다.

그는 막부 말기와 유신 시대를 산 주요 인물 중에서 가장 장수한 사람으로 77세인 1913년까지 살았다. 보신전쟁(1868년에 발생한 정부군과 막부군 사이의 내전─옮긴이)의 승자가 아니라 패자 측의 총수가 가장 오래 산 것이다.

그는 메이지유신 이후에 근신 생활을 거쳐 시즈오카로 이주했다. 이때 요시노부는 "앞으로 긴 세월을 하루하루 지루하지 않게 보내야 한다"라고 말했다고 전해진다. 그리고 그는 긴 여생을 취미인으로 살아간다. 사진, 사냥, 자전거, 요곡, 유화 등으로 취미를 넓혀갔다.

요시노부가 메이지 시대(1868~1912)를 넘어 다이쇼 시대(1912~1926)까지 살아남은 이유도 다양한 취미를 즐긴 '효과'라고 나는 생각한다.

정말로 취미가 없다면
영화관에 가보자

그렇지만 정말로 '1년에 두세 번 즐기는 취미조차 없는' 사람도 있다. 이런 사람은 먼저 '영화관'에 가보면 어떨까.

내가 영화를 찍는 사람이라서 쉽게 말하는 것처럼 들릴지도 모르지만, 영화 감상은 진입 장벽이 매우 낮은 취미이다. 과거에 '취미'가 전혀 없던 사람이 갑자기 무언가를 새로 배우려 하면 허들이 높을 수 있다. 그에 비해 영화관은 허들이 매우 낮다. 입장권을 사고 앉아 있기만 하면 그럭저럭 즐길 수 있다.

일단 최신 히트작 중에서 '재미있어 보이는' 영화 한 편을 골라서 가보도록 하자. 고집스럽게 들릴지 모르겠지만 무슨 일이든 해봐야 아는 법이다. 영화는 한 번 빠지면 굉장히 심도 있는 취미가 된다.

또한 영화 감상의 좋은 점은 관람을 계기로 번화가나 대형 상업시설을 찾게 된다는 것이다. 영화 감상은 TV를 끄고 밖으로 나가는 계기가 된다.

또 하나 진입 장벽이 낮은 취미가 '무언가'를 수집하기이다. 수많은 고령자를 진찰한 경험에서 말할 수 있는데, 이른바 '수집가'나 '오타쿠'라고 불리는 사람 중에는 인지장애 환자가 없다. 그 이유로 추정되는 점들이 몇 가지 있다.

우선 제3장에서도 언급했듯이 '돈 쓰기는 뇌 쓰기'나 마찬가지이다. 특히 무언가를 수집하려면 안목을 키우고 한정된 예산 내에서 원하는 물건을 사는 과정이 필요하다. 이 과정은 전부 뇌를 활발하게 작동시켜야 수행할 수 있는 작업이다. 인지장애가 생길 틈이 없다.

그리고 원하는 물건을 찾거나 손에 넣었을 때 고양되는

감정도 인지장애 예방으로 이어질 수 있다. 무언가를 수집하면 '감정의 노화'를 막을 수 있다. 그리고 수집이 사람들과 소통하는 계기가 되기도 한다.

　게다가 배우러 다닐 필요도 없고 마음먹은 날부터 혼자서 시작할 수 있다. 또한 골동품이나 보석 수집이 아니라면 비용도 생각보다 들지 않는다. 예를 들어 세상에는 이른바 '종이' 수집가가 많다. 디자인이 다른 '젓가락 봉투'나 '라벨' 등을 모으는 사람들이다. 나는 여러 고령자에게서 이 수집의 심오함에 대해 들어왔다. 당신도 막상 수집을 시작하면 뜻밖의 발견이 기다리고 있을지도 모른다.

손자에게 책 읽어주기는
'자신'의 뇌를 위해서다

'아이에게 책을 소리 내어 읽어주는' 이른바 책 읽어주기는 아이의 뇌 발달에 좋은 영향을 끼친다. 자녀 4명을 모두 도쿄대학교 이과(의학부 진학 코스)에 입학시킨 것으로 유명한 사토 마마(사토 료코)는 하루도 빠짐없이 그림책을 읽어주었다고 한다.

한편 '책 읽어주기'는 읽어주는 사람의 뇌에도 긍정적인 영향을 준다. 책을 소리 내어 읽으면 눈으로만 볼 때보다 뇌 내 혈류량이 증가하기 때문이다. 소리를 내어 읽으면 단순한 읽기가 아니라 소리를 내고 그 목소리를 귀로 듣는 과정을 통해 뇌가 복잡한 정보를 처리하게 된다. 이것이 뇌의 활성도를 높인다.

또한 소리 내어 읽으면 구강 기능(입에서 목까지의 기능)을 단련할 수 있다. 고령이 되어 말할 기회가 줄면 구강 기능이 전체적으로 쇠약해져 음식을 씹고 삼키는 힘이 떨어진다. 그러면 생명을 위협하는 흡인장애, 흡인폐렴의 위험성이 커진다.

코로나19가 유행하던 시기에 고령자의 구강 기능을 조사한 연구에 따르면, 발음이 나빠진 사람이 50%나 되었다고 한다. 이는 코로나로 인해 사람과 접촉할 기회가 제한된 결과이다. 이때에도 손자에게 책을 읽어주는 등 소리 내어 책을 읽은 사람은 발음 기능이 쇠퇴하지 않았으리라.

물론 소리 내어 읽기는 들어줄 상대가 없어도 할 수 있다. 혼자서 마음에 드는 글귀나 명문장을 소리 내어 읽으면서 음미하면 된다.

'하루 6분간' 책을 읽으면 숙면을 취할 수 있다

원래 독서는 눈으로만 해도 뇌를 이완시켜주는 효과가 있다.

영국 서식스대학교의 연구에 따르면, 책을 읽기 시작한 처음 6분 동안 스트레스의 3분의 2 이상이 경감된다고 한다. 활자에 집중하면 심박수가 안정되고 근육의 긴장이 풀리기 때문일 것이다. 밤에 잠자리에서 책을 읽으면 잠이 오는 이유도 뇌가 이완되기 때문이다.

물론 책을 읽으면 두뇌 훈련이 되고, 독서 습관이 있는 노인은 인지장애 발병률이 낮다는 데이터도 있다.

따라서 하루에 한 번, 10분이라도 좋으니 책 읽기를 추천한다. 이 책을 여기까지 읽은 독자라면 나름의 독서 습관이 있을 것이다. 하지만 하루도 빼놓지 않고 책을 읽는 사람은 많지 않을지도 모른다. 독서를 '두뇌 체조'라고 생각하고 매일 10분간의 일과로 삼도록 하자.

장편소설이나 딱딱한 책을 읽기가 힘들다면 에세이나 쇼트쇼트 스토리(초단편소설), 단편소설처럼 짧은 시간에 즐길 수 있는 책을 준비하면 된다. 예를 들어 하루 한 편 단편소설 읽기를 일과에 넣으면 뇌 건강을 유지할 수 있다.

반려동물을 키우면
행복 호르몬이 분비된다

'애니멀 테라피'라는 정신 치료가 있다. 예를 들어 인지 장애 환자들이 기거하는 시설에서 개나 고양이를 키우면 웃음이 넘친다.

이 효과를 연구한 보고에 따르면, 낮에 테라피견(즉, 반려견)과 접촉하면 밤에 자는 동안 행복 호르몬이라고 불리는 옥시토신의 분비량이 평균 135%나 증가한다고 한다.

이 효과는 반려동물과의 접촉 그 자체만이 아니라 반려동물을 둘러싸고 주변 사람들과 소통이 증가하기 때문이라고도 볼 수 있다.

물론 집에서 반려동물을 키워도 같은 효과를 얻는다. 살아 있는 생명체와 접촉하고, 또 반려동물을 통해 가족이나 사회와 맺는 관계가 증가하면서 인지장애나 노인성 우울증이 예방되는 것이다.

본래 반려동물 키우기는 꽤 좋은 운동이다. 특히 개를 키우면 산책이 필요하므로 외출하는 횟수가 늘어나게 된다.

한편 고양이는 산책시킬 필요는 없지만 집 안에서 배변을 하기 때문에 고양이 화장실을 청소해주어야 한다. 이러한 '적절한 관리'가 몸을 움직이는 결과로 이어진다.

다만 반려동물 키우기가 고령자에게 반드시 좋은 것만은 아니다. 가령 개나 고양이에게 긁혀 상처가 나면 고령자의 경우에는 잘 아물지도 않고, 감염증도 생기기 쉽다.

또한 보호자가 고령이 될수록 먹이 주기, 화장실 청소, 손톱 깎기, 양치질, 동물병원 통원 등 반려동물을 돌보기가 해마다 힘들어진다. 지금은 반려동물도 15년을 사는 시대이다. 마지막까지 돌볼 수 있을지 자신의 나이를 잘

따져보고 키우기를 결정해야 한다.

한편 노후의 친구로 개가 좋을지, 고양이가 좋을지를 두고 의견이 갈리기도 한다. 개는 산책이 힘드니 그만두어야 한다는 의견이 있는가 하면, 산책이 필요해서 좋은 운동이 된다는 의견도 있다.

당연한 결론이지만 '본인이 원하는 쪽을 선택'해야 주인에게도, 반려동물에게도 행복 호르몬이 많이 분비될 것이다.

텃밭 가꾸기로
전두엽을 자극한다

'텃밭 가꾸기'는 특히 고령자에게 추천하는 취미이다. 작은 텃밭을 '운영'하면 뇌와 신체에 다양한 이점이 있기 때문이다. 그 효과를 네 가지 정도로 소개해보자.

먼저 텃밭에서 채소나 화초를 키우면 몸을 많이 쓰게 된다. 예를 들어 앉았다 일어서기를 반복하면 자연스럽게 스쿼트가 되고 다리와 허리에 좋은 운동이 된다.

또한 야외에서 활동하기 때문에 태양광을 충분히 쪼일 수 있다. 이것이 습관이 되면 비타민D와 뇌 내 신경전달물질의 합성이 촉진된다.

그리고 비록 작은 구역이라도 스스로 농장주가 되어 관리하면 뇌를 많이 쓰게 된다. 게다가 자연을 상대하는 반복적이지 않은 작업이므로 뇌(특히 전두엽)가 작동한다. 평소 잠자던 전두엽을 사용할 수 있다.

또한 '혼자 즐긴다'는 점도 의외로 중요하다. 자신이 원하는 시간에 언제든지 즐길 수 있는 취미가 오래 유지된다.

웃으면 정말로 암을
웃어넘길 수 있다

앞에서도 설명했듯이 '웃음'은 건강에 큰 도움이 된다.

웃으면 자연히 다량의 산소를 체내로 흡수하게 된다. 고령자는 호흡근이나 가로막의 근력이 약해지면서 폐활량이 감소하고, 혈액 속의 산소포화도가 떨어진다. 하지만 웃으면 자연히 복식호흡이 일어나 일시적으로 호흡력이 높은 상태를 회복한다.

또한 웃으면 NK세포(자연살해세포)의 활성도가 상승하여 면역력이 올라간다. 코미디를 보고 난 후에는 NK세포의 활성도가 35~45%나 높아진다는 연구 보고도 있다. 이는 일반적인 약을 복용했을 때보다 훨씬 큰 효과이다.

그리고 면역력이 상승하면 암 예방으로 이어진다. 암이 생기는 주된 원인은 세포가 분열할 때 복제 오류가 생기면서 불량 세포가 증식하기 때문이다.

면역력이 높으면 NK세포가 이러한 '불량품'을 제거해주는데, NK세포의 활성도는 20세 무렵에 정점을 맞이한다. 이후 해가 지날수록 활성도가 떨어지면서 중장년 이후에 암에 걸리는 사람들이 증가하는 것이다.

하지만 '웃으면' NK세포의 활성도가 높아지고 면역력이 상승한다. 지금은 웃음 이외에도 감정을 자극하면 NK세포의 활성을 높일 수 있다는 사실이 밝혀졌다. 영화나 연극을 적극적으로 즐기면서 암세포를 제거하길 바란다.

도박, 게임, 승부를 겨루는 일은
손과 머리를 많이 쓴다

도박은 물론 '적당히 즐긴다'는 전제가 붙기는 하지만 건강수명 연장에 해로운 취미는 아니다. 왜냐하면 머리를 많이 쓰기 때문이다. 그리고 의외로 '몸'도 많이 쓴다.

예를 들어 경마장에 가면 패독에서 말의 상태를 살핀 다음 마권판매소에서 마권을 사고 메인스탠드에서 레이스를 관람한다. 이처럼 여기저기 이동할 필요가 있고, 자연히 평소보다 몇 배나 걷게 된다. 이는 경륜이나 경정과 같은 다른 레이스형 도박도 마찬가지이다.

한편 사람을 상대로 하는 경기로는 바둑이나 장기보다는 마작을 추천한다. 그 이유는 마작은 바둑이나 장기보다 순간적인 판단력을 요구하기 때문이다. 불과 몇 초 안에 패를 계산하고 필요 없는 패를 버리는 순간적인 '판단'을 수백 번씩 반복하는 과정을 통해 뇌가 활성화한다. 또한 바둑이나 장기보다 손끝을 자주 쓰는 측면도 추천하는 이유이다.

최근 몇 년간 '내기하지 않는다, (담배를) 피우지 않는다, (술을) 마시지 않는다'고 하는 '건강 마작'을 즐기는 고령자가 늘고 있다. 동료가 있어 소통을 유지하면 인지장애나 노인성 우울증을 예방할 수 있다.

운전면허 갱신 테스트는
'경향을 파악하고 대책을 세워서' 임한다

최근 고령 운전자의 '운전면허 갱신'에 대한 장벽이 점점 높아지고 있다. 면허를 갱신할 때 '인지기능검사'를 받아야 할 뿐만 아니라 위반 이력이 있으면 여러 가지 추가 검사를 받아야 하기 때문이다.

참으로 어리석은 정책이 아닐 수 없다. 애초에 고령자가 사고를 내는 확률은 높지 않다. 고령자가 제1당사자(사고에서 과실이 가장 무거운 사람)가 되는 비율은 16~24세보다도 낮다. 그런데도 젊은 사람들의 사고 대책은 세우지 않고 국가는 고령자에게만 면허 반납을 요구한다.

그 결과 노쇠나 인지장애, 돌봄 상태에 빠지는 고령자가 급증하고 있다.

고령자의 경우에 면허를 반납하면 외출할 수 없는 사람이 증가한다. 그러면 운동 기능이나 뇌 기능이 바로 쇠퇴한다. 고령자가 면허를 반납하면 돌봄이 필요한 상태에 놓일 위험이 커진다는 사실은 다양한 조사·연구를 통해서도 밝혀졌다.

따라서 되도록 '운전을 지속하기'를 권한다. 운전을 하면 자연스럽게 주의력과 판단력 훈련이 된다. 또한 외출할 기회가 증가하면서 자연스럽게 인지 능력이 저하되는 것을 막을 수 있다.

'시험이 불안'하다면 연습을 통해 미리 경향을 파악하고 대책을 세우면 된다. 이 책의 독자 중에는 가장 치열한 입시전쟁을 이겨낸 베이비붐 세대나 그 전후 세대가 많을 것이다. 시험에 합격하기 위해 '사전 연습'이 얼마나 중요한지 몸소 체험하여 이미 알고 있는 세대이다.

사전 연습을 하는 방법은 간단하다. 이미 다양한 '대책 문제집'이 시중에 나와 있으니 그것들을 이용하여 연습하면 실전 테스트에서 당황하는 일은 없다.

문제집은 대체로 과거에 출제된 인지기능검사(이른바 기출문제)를 싣고 있으며, 이를 푸는 형식으로 구성되어 있다. 내가 감수한 '대책 문제집'도 있다.

나는 오랫동안 입시 지도를 해왔는데, 어떤 시험이든 대책을 마련하면 합격률은 오르게 되어 있다. 옛말은 아니지만 중국 말 중에 "정부에게 정책이 있다면 민중에게는 대책이 있다"라는 말이 있다. 충분한 연습을 통해 '폭정'에 굴하지 말고 면허증을 지켜내길 바란다.

5장 · 핵심 체크 포인트

- 나이가 들어도 '심폐 기능'은 생각보다 쇠퇴하지 않지만 근육은 심폐 기능에 비해 큰 폭으로 쇠약해진다.

- 70대까지는 새로운 발견을 통해 뇌를 자극할 수 있도록 '다양한 길'을 걷는 편이 좋지만 80대에 접어들면 되도록 '익숙한 길'을 걷는 편이 안전하다.

- 고령자에게 좋은 '신발'을 찾는 일은 좋은 '발'을 찾는 일과 같다.

- 부담 없이 언제든 즐길 수 있는 다양한 취미를 갖는다.

- 독서 습관이 있는 고령자가 인지장애 발병률이 낮다. 하루 단 몇 분이라도 책을 읽는다.

- 웃으면 다량의 산소를 체내로 흡수하게 되고 NK세포의 활성도가 상승하여 면역력이 올라간다.

80세의
/벽

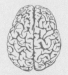

80세의 벽

실천편

1판 1쇄 발행 | 2023년 8월 25일
1판 2쇄 발행 | 2024년 5월 14일

지은이 와다 히데키
옮긴이 김동연
펴낸이 김기옥

경제경영팀장 모민원
기획 편집 변호이, 박지선
마케팅 박진모
경영지원 고광현, 임민진
제작 김형식

디자인 푸른나무디자인(주)
표지 디자인 블루노머스
인쇄 · 제본 민언프린텍

펴낸곳 한스미디어(한즈미디어(주))
주소 04037 서울시 마포구 양화로 11길 13(서교동, 강원빌딩 5층)
전화 02-707-0337 | 팩스 02-707-0198 | 홈페이지 www.hansmedia.com
출판신고번호 제 313-2003-227호 | 신고일자 2003년 6월 25일

ISBN 979-11-6007-951-7 (03510)